现代家政服务与管理专业创新型系列教材

家庭急救技术

主　编　郭　丽

副主编　代　莹　王　静　辛　妍

参　编　王振青　田　彬　孟舒舒

　　　　孟令霞

北京理工大学出版社
BEIJING INSTITUTE OF TECHNOLOGY PRESS

内容简介

本书内容共分家庭突发重症救命技术、家庭常见急症救护技术和家庭意外危险抢救技术3个模块，具体又分为9个项目24个任务。其具体任务采用行动导向式编写方式，从任务描述（情景导入）、任务分析（涵盖重难点分析）、相关知识、任务实施到任务评价，旨在培养学生家庭急救的技术技能。同时增设了知识拓展模块，并将课程思政元素融入教材内容全过程。本书内容翔实，实用通俗，主要供现代家政服务与管理专业人员使用。

版权专有　侵权必究

图书在版编目（CIP）数据

家庭急救技术/郭丽主编. ––北京：北京理工大学出版社，2021.11（2024.8重印）
ISBN 978-7-5763-0694-1

Ⅰ.①家… Ⅱ.①郭… Ⅲ.①急救–基本知识 Ⅳ.①R459.7

中国版本图书馆CIP数据核字（2021）第235450号

责任编辑：李慧智	**文案编辑**：李慧智
责任校对：周瑞红	**责任印制**：李志强

出版发行 / 北京理工大学出版社有限责任公司
社　　址 / 北京市丰台区四合庄路6号
邮　　编 / 100070
电　　话 / （010）68914026（教材售后服务热线）
　　　　　　（010）68944437（教材资源服务热线）
网　　址 / http://www.bitpress.com.cn

版 印 次 / 2024年8月第1版第3次印刷
印　　刷 / 定州启航印刷有限公司
开　　本 / 787 mm×1092 mm　1/16
印　　张 / 11
字　　数 / 294千字
定　　价 / 45.00元

图书出现印装质量问题，请拨打售后服务热线，负责调换

现代家政服务与管理专业创新型系列教材建设委员会名单

顾问：

宁波卫生职业技术学院　朱晓卓教授

中国家庭服务业协会理事

中国劳动学会理事

中国老教授协会家政学与家政产业专委会副主任委员

全国电子商务职业教育教学指导委员会委员

宁波卫生职业技术学院健康服务与管理学院院长、高职研究所所长

主任：

菏泽家政职业学院　董会龙教授

中国职业技术教育学会家政专业教学工作委员会理事

山东省职业技术教育学会教学工作委员会委员

山东省家庭服务业协会副会长

副主任：

菏泽家政职业学院教务处长　刘加启

菏泽家政职业学院家政管理系主任　王颖

菏泽家政职业学院家政管理系副主任　孙红梅

院校主要编写成员（排名不分先后）：

菏泽家政职业学院　张永清

长沙民政职业技术学院　钱红

菏泽家政职业学院　鲁彬

遵义医药高等专科学校　钟正伟
菏泽家政职业学院　郭丽
徐州技师学院　辛研
山东医学高等专科学校　乜红臻
淄博电子工程学校　苗祥凤
菏泽家政职业学院　刘德芬
遵义医药高等专科学校　冯子倩
菏泽家政职业学院　郑胜利
山东药品食品职业学院　孟令霞
菏泽家政职业学院　刘香娥
济南护理职业学院　潘慧
菏泽家政职业学院　朱晓菊
山东交通学院　陈明明
菏泽家政职业学院　常莉
菏泽家政职业学院　武薇
德州职业技术学院　冯延红
菏泽家政职业学院　赵炳富

医院、企业主要编写成员（排名不分先后）
单县中心医院　贺春荣
菏泽市天使护政公司　李宏
河南雪绒花职业培训学校　刘丽霞
单县精神康复医院　田静
淄博柒鲁宝宝教育咨询有限公司　齐晓萌
单县中心医院营养科　时明明
河南雪绒花职业培训学校　焦婷
菏泽颐养院医养股份有限公司单县老年养护服务中心　闫志霖

序 言

2019年6月，国务院办公厅印发《关于促进家政服务业提质扩容的意见》（国发办〔2019〕30号，以下简称《意见》），从完善培训体系、推进服务标准化、强化税收金融支持等10方面提出了36条政策措施，简称"家政36条"。《意见》围绕"提质"和"扩容"两个关键词，紧扣"一个目标""两个着力""三个行动""四个聚焦"，着力发展员工制企业，推进家政行业进入社区，提升家政人员培训质量，保障家政行业平稳健康发展。

中国社会正在步入家庭的小型化、人口的老龄化、生活的现代化和劳动的社会化，人们对家政服务的需求越来越广泛。未来，家政服务从简单劳务型向专业技能型转变，专业化发展是关键节点。对于家政服务企业来说，在初级服务业务领域，发展核心是提高服务人员的不可替代性，必须提高家政服务人员服务质量和水平；在专业技术型业务中，需要不断建立完善的标准化服务体系，实现专业化发展。对于高等教育来说，亟须为家政行业培养懂知识重技能的高素质家政人才。

为进一步深化高等职业教育教学水平，促进家政行业高素质人才的培养工作，提升学生的理论知识和实践能力，由菏泽家政职业学院牵头，联合其他高校、企业，在深入调研和探讨的基础上，编写"现代家政服务与管理专业高职系列规划教材"，包括家政服务公司经营与管理、家庭膳食与营养、家庭急救技术、母婴照护技术、老年照护技术、家电使用与维护、家政实用英语、家庭康复保健等10余本。

此系列教材以学习者为中心，基于家庭不同工作情境的职业能力体系进行教学设计、教材编写与资源开发；站在学习者的角度设计任务情境案例，按照不同层面设计教学模块，并制定相对应的工作任务及实施流程。对于技能型知识点，采用任务驱动模式编写，从任务描述（情景导入）、任务分析、相关知识、任务实施到任务评价，明确技能标准及要求，利于教师授教和学生学习。同时，增加知识拓展模块，将课程思政理念融入教材内容全过程，更加注重能力培养和工作思维的锻炼。

本系列教材的出版，能够填补现代家政服务与管理高职教育专业教材的空白，更好地服务于高职现代家政服务与管理专业师生，为家政专业人才培养提供了参考依据，符合家政专业人才培养教学标准，具有前瞻性和较强应用性。

2021.10.22

前　言

本教材以教育部颁布的《家政服务与管理专业教学标准》和人力资源和社会保障部颁布的家政服务员、养老护理员职业标准为依据，注重实际动手能力的培养，理论知识够用即可，突出实用性和通俗性，以图、表为主，图文并茂。

本教材的主要内容是家庭常用的急救技术，包括家庭基本急救技术、外伤急救基本技术、气道异物梗阻急救技术、心跳骤停急救技术、全身性急症救护技术、局部急症救护技术、理化因素损伤的抢救技术、环境因素损伤的抢救技术和常见疾病的家庭急救技术。本教材的主要特点是反映现代家政服务与管理专业最新教学改革精神，对接国家最新的家政服务员职业标准，以真实的工作过程为依据编排教材，编写体例由任务描述（情景导入）、任务分析、相关知识、任务实施、任务评价、同步测试六个部分组成，注重综合技术技能培养。

在本教材编写时把握了四大原则：一是利于培养学生综合素质；二是与时俱进，及时拓展岗位新知识、新技术；三是充分对接1+X职业技能等级考试；四是课程思政理念贯穿始终。在编排教材时，把与人交流、与人合作、解决问题、自我学习、自我创新等能力有机地嵌入其中，以提升职业院校学生综合能力和职业素养。

本教材适合高职学校现代家政服务与管理专业和相近专业作为教材使用。由于在内容上涵盖了《国家职业技能标准——家政服务员》的相关要求，因此本教材也适合家政公司和社会培训机构作为培训教材使用。同时本教材通俗易懂，也可作为家政照护从业人员和家庭成员的自学用书。

对本教材的使用提出以下建议：一是教学建议，避免空泛的、长篇大论的讲授，以真实情景为导入，引出任务要点、基本知识和操作技术，重在指导学生进行实战演练，提供学生解决家庭突发状况的急救能力；二是自学建议，先看情景案例，结合任务分析要点，梳理出家庭状况出现时在执业范围内要解决的问题，思考怎么去解决这些问题，然后结合基本知识，厘清操作步骤中解决问题的思路与相对应的技术，最后在实战演练中练习，并在实际工作中尝试应用。

在编写过程中，各位编者和北京理工大学出版社编辑为本教材付出了辛勤劳动，也受到了菏泽家政职业学院党委、教务处及其他兄弟院校的大力支持，在此一并表示感谢。

本教材由于编者水平和时间有限，难免存在不妥及谬误之处，恳请读者、同行、专家批评指正，以便在修订时补充更正。

编　者

目　　录

模块一　家庭突发重症救命技术 ·· 1

项目一　家庭基本急救技术 ·· 1

　　任务一　急救的初步检查技术 ·· 2

　　任务二　科学呼救技术 ··· 11

项目二　外伤急救基本技术 ·· 16

　　任务一　止血 ·· 16

　　任务二　包扎 ·· 23

　　任务三　固定 ·· 31

　　任务四　搬运 ·· 38

项目三　气道异物梗阻急救技术 ··· 43

　　任务一　成人气道异物清除术 ·· 44

　　任务二　婴儿气道异物清除术 ·· 51

项目四　心跳骤停急救技术 ·· 55

　　任务一　心肺复苏术 ·· 56

　　任务二　自动体外除颤器的使用 ··· 65

模块二　家庭常见急症救护技术 ·· 72

项目一　全身性急症救护技术 ··· 72

　　任务一　高热惊厥 ·· 73

　　任务二　急性疼痛 ·· 79

项目二　局部急症救护技术 ·· 85

　　任务一　急性意识障碍 ··· 86

　　任务二　呕吐与腹泻 ·· 92

模块三　家庭意外危险抢救技术 ·· 99

项目一　理化因素损伤的抢救技术 ·· 99

　　任务一　烧烫伤 ··· 100

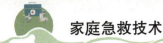

  任务二 动物咬伤 ································· 105
  任务三 急性中毒 ································· 113
项目二 环境因素损伤的抢救技术 ························· 119
  任务一 中暑 ····································· 120
  任务二 淹溺 ····································· 126
  任务三 触电 ····································· 131
项目三 常见疾病的家庭急救技术 ························· 136
  任务一 癫痫 ····································· 137
  任务二 哮喘 ····································· 143
  任务三 低血糖 ··································· 151
  任务四 跌倒 ····································· 157
参考文献 ··· 164

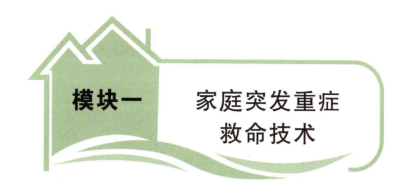

模块一 家庭突发重症救命技术

项目一 家庭基本急救技术

【项目介绍】

在家庭中突然发生意外时,家政服务员必须立即对患者进行初步判断,规范掌握测量生命体征、观察瞳孔、判断意识等急救的初步检查技术,以便快速识别患者所患疾病和疾病的严重程度。同时第一时间呼救并拨打急救电话,为患者赢得宝贵的抢救时间。完成本项目需要实施生命体征的测量、瞳孔的观察、意识的判断及科学的呼救。

【知识目标】

了解生命体征、瞳孔大小的正常值;
熟悉科学呼救流程以及拨打急救电话的方法;
掌握生命体征测量、瞳孔观察、意识判断等检查流程。

【技能目标】

能快速进行科学呼救;
能正确实施急救的初步检查技术。

【素质目标】

具有良好的沟通能力;
具有敏锐的急救意识;
具有沉着、冷静的心理素质;
具有守护患者安全的职业精神。

家庭急救技术

任务一 急救的初步检查技术

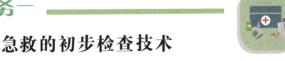

任务描述

周爷爷，69岁，下肢瘫痪，常年坐轮椅。家政服务员小王在为老人整理床铺时，老人自己尝试抬身伸手去拿桌子上的水杯，因安全带约束，于是解开了安全带，结果从轮椅上摔了下来。家政服务员小王见状立即展开紧急救护。

工作任务：

家政服务员为周爷爷进行测量生命体征、观察瞳孔、判断意识等急救初步检查。

任务分析

完成该任务需要家政服务员具备急救意识和遇事冷静的职业素养，知悉测量生命体征、观察瞳孔、判断意识等急救初步检查技术的基本知识，实施准确的患者基本情况判断操作，达到尽快使患者得到救护的目的。

任务重点：测量生命体征、观察瞳孔、判断意识。

任务难点：综合运用初步检查技术正确判断患者基本情况。

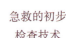
急救的初步检查技术

生命体征测量

相关知识

一、生命体征基本知识

生命体征是体温、脉搏、呼吸、血压的总称。生命体征是衡量机体身心状况的可靠指标，尤其是在病理情况下其变化极其敏感。家政服务员可以通过仔细观察生命体征的变化，了解患者的基本情况，为下一步采取急救措施提供依据。因此，正确掌握生命体征的测量技术是家政服务员必备技能之一。

（一）体温基本知识

1. 正常体温　在日常生活中，有口腔、直肠、腋窝三种测温方式。正常体温平均值及范围见表1-1。

表1-1　正常体温平均值及范围

部位	平均温度/℃	正常范围/℃
腋窝	36.5	36.0~37.0

续表

部位	平均温度/℃	正常范围/℃
口腔	37.0	36.3~37.2
直肠	37.5	36.5~37.7

正常体温会随着昼夜、年龄、性别、活动等出现生理变化,但变化范围很小,一般不超过1℃。从昼夜上来说,一般凌晨2—6时体温最低,午后1—6时体温最高。从年龄上来说,儿童、青少年体温高于成人;老年人体温稍低于青壮年;新生儿由于发育尚未完善,体温易受外界环境温度影响,尤其要做好防寒保暖措施。从性别上来说,女性排卵日体温最低。同时肌肉活动会使产热增加,导致体温升高。

2. 体温过高　体温升高超过正常范围就是体温过高(表1-2)。一般来说腋下温度超过37℃或者口腔温度超过37.3℃,一昼夜温度波动范围大于1℃以上就可以称之为发热。常见于各种病原体如细菌、病毒等感染导致的感染性发热,也见于大面积烧伤、药物热、某些皮肤病等引起的非感染性发热。

表1-2　体温过高程度的划分

发热程度	体温范围/℃
低热	37.3~38.0
中等热	38.1~39.0
高热	39.1~41.0
超高热	41.0以上

3. 体温过低　体温低于正常范围就是体温过低(表1-3)。常见于散热过多,如长时间暴露在低温环境中或寒冷环境中大量饮酒导致热量散失;或者产热减少,如重度营养不良、极度衰竭;也见于颅脑外伤、药物中毒、大出血等情况。

表1-3　体温过低程度的划分

低温程度	体温范围/℃
轻度低温	32.1~35.0
中度低温	30.0~32.0
重度低温	<30.0
致死温度	23.0~25.0

(二) 脉搏基本知识

1. 正常脉搏　正常成年人安静状态下脉率为60~80次/分。新生儿脉率为70~170次/分,1~3岁幼儿脉率为80~120次/分,脉率会随着年龄的增长而逐渐降低。同时,脉律跳动均匀规则,间隔相等。脉搏每搏强弱相等。动脉管壁光滑、柔软、富有弹性。

2. 脉率异常　成年人脉率超过100次/分,称为心动过速。成年人脉率少于60次/分,称为心动过缓。

3. 脉律异常　脉搏每次间隔时间不等,甚至完全不规则。

(三) 呼吸基本知识

1. 正常呼吸　成年人安静状态下呼吸频率为16~20次/分。年龄越小呼吸频率越快，如新生儿呼吸频率约为44次/分，小儿呼吸频率为20~30次/分。正常呼吸节律规则，呼吸均匀无声不费力。

2. 呼吸频率异常　成年人呼吸频率>24次/分，称为呼吸过速；成年人呼吸频率<12次/分，称为呼吸过缓。

3. 呼吸深度异常　呼吸过深、过大为深度呼吸，常见于糖尿病酮症酸中毒、尿毒症酸中毒等；浅表不规则的呼吸为浅快呼吸，可见于濒死者。

4. 呼吸困难　主观感到空气不足，客观表现为呼吸费力，出现发绀、鼻翼翕动、端坐呼吸等表现。

(四) 血压基本知识

1. 正常血压　血压一般测量肱动脉。成年人正常血压范围为收缩压90~139毫米汞柱，舒张压60~89毫米汞柱。昼夜、体位、身体不同部位这些因素都会影响血压值。一般血压凌晨2—3时最低，上午6—10时、下午4—8时各有一个血压高峰，晚上8时后血压缓慢降低。不同体位血压值也略有不同，立位高于坐位，坐位高于卧位。同时一般右上肢血压高于左上肢血压10~20毫米汞柱。

2. 高血压　是指未用降压药的情况下成年人收缩压≥140毫米汞注和（或）舒张压≥90毫米汞柱。

3. 低血压　是指血压低于90/60毫米汞柱。

二、瞳孔基本知识

1. 形状、大小和对称性　正常瞳孔位置居中、圆形、边缘整齐、两侧等大等圆。自然光线下瞳孔直径为2~5毫米。瞳孔直径<2毫米为瞳孔缩小，瞳孔直径>5毫米为瞳孔散大。

2. 对光反应　正常瞳孔在光亮处收缩变小，灯光昏暗处扩大，为对光反应灵敏。瞳孔对光反应消失是指瞳孔大小不随光线刺激而发生变化，提示患者病情危重。

三、意识基本知识

意识状态是大脑功能活动的综合表现，是人体对内、外环境的知觉状态。意识障碍是指个体对外界环境刺激缺乏正常反应的一种精神状态。意识障碍一般可分为嗜睡、意识模糊、昏睡、昏迷和谵妄。

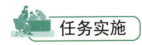
任务实施

一、用物准备

体温计如水银体温计（图1-1）、电子体温计、耳温枪（图1-2）、额温枪（图1-3）等；血压计如水银血压计（图1-4）、电子血压计等（图1-5）；听诊器；手电筒等。

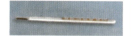 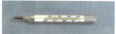 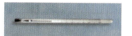

（a）口表　　　　　　（b）腋表　　　　　　（c）肛表

图 1-1　水银体温计

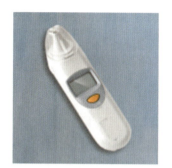

图 1-2　耳温枪

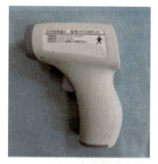

图 1-3　额温枪

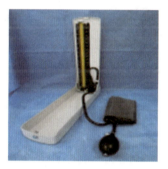

图 1-4　水银血压计

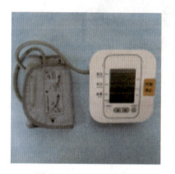

图 1-5　电子血压计

二、实施

见表 1-4。

表 1-4　急救的初步检查技术操作流程

操作步骤与操作过程	要点说明与注意事项
1. 测量体温 图 1-6　腋温测量 ◆腋温：家政服务员擦干患者腋窝汗液（图 1-6）	• 腋窝下有汗液会导致散热增加，影响测量准确性

续表

操作步骤与操作过程		要点说明与注意事项
1. 测量体温 图 1-7 屈臂过胸 图 1-8 舌下热窝 图 1-9 肛温测量	◆将体温计水银端放于腋窝正中，屈臂过胸（图 1-7），夹紧。测量时间为 10 分钟 ◆口温：体温计水银端放于舌下热窝处（图 1-8），嘱患者闭口勿咬，用鼻呼吸。测量时间为 3 分钟 ◆肛温：患者取侧卧、俯卧或屈膝仰卧。家政服务员润滑肛表水银端并插入肛门 3~4 厘米，婴儿 1.25 厘米。时间为 3 分钟，取出体温计后用纸巾擦拭体温计表面（图 1-9） ◆电子体温计、耳温枪、额温枪：根据说明书进行操作	• 对于不能合作者应协助完成 • 舌下热窝为口腔中温度最高部位 • 避免体温计被咬碎造成损伤。如若不慎咬碎体温计后应先及时清除玻璃碎屑，再口服生蛋清或牛奶，病情允许可食用韭菜、芹菜等粗纤维食物加速汞的排出 • 测肛温时应避免损伤肛门或直肠黏膜
2. 测量脉搏 图 1-10 桡动脉测量脉搏	◆将体温计放于桡动脉处（图 1-10）	• 按压力度太大会阻断脉搏搏动，按压力度太小会感觉不到脉搏搏动

续表

操作步骤与操作过程	要点说明与注意事项
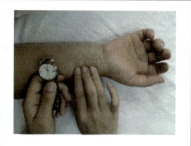 图1-11 桡动脉 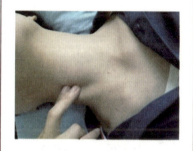 图1-12 颈动脉测量	◆桡动脉：家政服务员以示指、中指、无名指的指端按压在患者腕纹上方拇指一侧的凹陷处，按压力量适中，以能清楚测得脉搏跳动为宜（图1-11） ◆颈动脉：将示指和中指并齐从喉结（女性为气管）向一侧旁开两指至与颈部肌肉（胸锁乳突肌）之间的凹陷处进行脉搏测量（图1-12）	• 测量时注意脉率、脉律及脉搏的强弱是否正常 • 拇指小动脉搏动较强，因此不要用拇指诊脉，易与患者脉搏相混淆 • 意识丧失者多用颈动脉测量脉搏
3. 测量呼吸 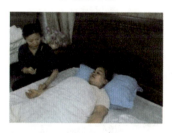 图1-13 测量呼吸 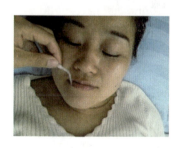 图1-14 呼吸微弱者测量呼吸	◆呼吸测量：家政服务员将手放在患者诊脉部位似诊脉状，观察患者胸部或腹部的起伏，一起一伏为一次呼吸（图1-13） ◆呼吸微弱者测量：用少许棉花置于患者鼻孔前，观察棉花被吹动的次数（图1-14）	• 呼吸受意识影响，避免让患者察觉 • 注意观察呼吸的深浅、节律，是否费力 • 测量前使患者处于安静状态，避免运动及情绪激动

续表

操作步骤与操作过程		要点说明与注意事项
4. 测量血压 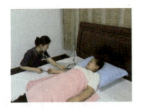 图 1-15　水银血压计测量血压 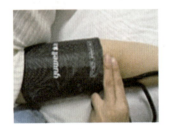 图 1-16　袖带位置 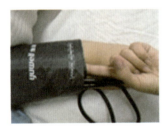 图 1-17　袖带松紧度 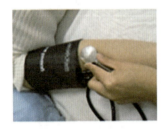 图 1-18　胸件放置位置 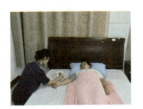 图 1-19　电子血压计测量血压	常用肱动脉测量法 ◆ 水银血压计（图 1-15）：取仰卧位或坐位，肘部、血压计零点与心脏呈同一水平。驱尽袖袋内空气，缠于上臂中部，下缘距肘窝 2~3 厘米（图 1-16），松紧度为能伸进一指为宜（图 1-17）。将听诊器胸件放在肱动脉搏动最明显处（图 1-18），一手固定一手加压至肱动脉搏动消失后再升高 20~30 毫米汞柱。然后以 4 毫米汞柱/秒的速度放气。听到的第一声搏动音水银柱所指刻度为收缩压，搏动音突然消失或减弱为舒张压 ◆ 电子血压计（图 1-19）：按上述方法缠好袖带，按下开关键即可进行血压测量。电子血压计会自动加压，一键操作，测量完显示血压值，并用语音播报	• 肱动脉高于或低于心脏水平都会使测量值不准确 • 袖带太松太紧都会影响血压值 • 听诊器胸件不可以塞入袖带内 • 充气不可以过猛过快 • 血压听不清进行重测时，应待水银柱降至"0"点，稍等片刻后再测量 • 需要持续观察血压值，应做到"四定"：定时间、定体位、定部位、定血压计

续表

操作步骤与操作过程	要点说明与注意事项
5. 检查瞳孔 图 1-20　对光反射	◆ 观察瞳孔：性状、大小和对称性 ◆ 瞳孔对光反射：将手电筒光线自侧迅速照射患者的瞳孔，观察瞳孔变化，同样方法检查对侧瞳孔（图 1-20）	• 当眼受到光线刺激后正常人瞳孔立即缩小，移开光源后瞳孔迅速复原
6. 判断意识	◆ 根据患者的言语反应、肢体活动或观察瞳孔对光反射判断其有无意识障碍及意识障碍程度	• 家政护理员要细致观察，综合判断患者意识状况

三、评价

1. 准确测量生命体征，判断瞳孔和意识情况，为后续采取有针对性的急救措施做好准备。

2. 操作熟练，充分体现专业素质。

3. 救护过程体现了安全意识和严谨认真的工作态度。

知识拓展

穿戴式生命体征监测

生命体征的测量对病情判断有着十分重要的意义，但测量专业性强，普通人难以操作。随着智能化的发展，操作简单、方便穿着携带的监测设备成为新的发展趋势。同时国务院发布的《中国制造2025》中也明确提到要将可穿戴医疗设备定为重点发展的领域。智能化的生命体征监测系统，可以实现可穿戴式和无线传输，势必将提高医疗救治的有效性和准确性。

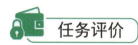

急救的初步检查技术任务评价见表 1-5。

表 1-5　急救的初步检查技术任务评价

项目	评价标准
知识掌握	说出体温、脉搏、呼吸、血压的正常值（10 分） 说出体温过高、体温过低的分级（6 分） 说出脉律过快过慢的判断方法（3 分） 说出如何判断高血压和低血压（3 分） 说出如何判断呼吸是否异常（3 分） 说出如何判断瞳孔和意识是否异常（6 分） 回答熟练、全面、正确
操作能力	能迅速判断患者体温是否正常（5 分） 能正确找到桡动脉或颈动脉判断患者脉搏是否正常（5 分） 能够准确判断患者的呼吸是否正常（5 分） 能规范正确地为患者测量血压（5 分） 能用正确方法快速判断瞳孔是否正常（5 分） 能综合判断患者基本情况，并迅速做出判断（10 分） 操作要娴熟、正确、到位
人文素养	争分夺秒，有时间观念（10 分） 判断快速准确（6 分） 急救工作忙而不乱，有条不紊，头脑要清晰（6 分） 有爱伤观念，不因抢救而粗暴操作（6 分） 判断病情的同时安慰患者，缓解其精神紧张（6 分）
总分（100 分）	

同步测试

单项选择题

1. 周爷爷感到全身发冷，寒战，家政服务员小于为周爷爷测量体温，判断为高热，高热的划分范围是（　　）。

　　A. 36.8~37.3 ℃　　　B. 37.3~38.0 ℃　　　C. 38.0~38.5 ℃

　　D. 38.1~39.0 ℃　　　E. 39.1~41.0 ℃

2. 李爷爷在午睡醒来后感到心慌，家政服务员小周为其测量脉搏，测量脉搏的首选部位是（　　）。

　　A. 颞动脉　　　　　B. 颈动脉　　　　　C. 肱动脉

　　D. 桡动脉　　　　　E. 股动脉

3. 呼吸缓慢是指成年人呼吸频率小于（　　）。

　　A. 18 次/分　　　　B. 16 次/分　　　　C. 14 次/分

　　D. 12 次/分　　　　E. 10 次/分

4. 刘奶奶请家政服务员小张帮其测量血压，测量血压时以下操作错误的是（　　）。

　　A. 血压计袖带缠在距肘窝 2~3 厘米处

　　B. 袖带松紧度一指为宜

C. 胸件塞入袖带内

D. 放气速度为 4 毫米汞柱/秒

E. 听到的第一声搏动音为收缩压

5. 下列关于瞳孔的说法正确的是（　　）。

A. 正常瞳孔直径 2~5 毫米

B. 瞳孔直径小于 5 毫米为瞳孔缩小

C. 瞳孔直径大于 10 毫米为瞳孔扩大

D. 瞳孔对光反射是指用手电筒照射瞳孔会扩大

E. 以上都正确

任务二 科学呼救技术

任务描述

在家庭聚餐中，一位 2 岁男童小昕在叔叔的逗弄下被灌了一两自酿米酒，不久之后小昕出现呕吐、抽搐、脸色发黑等症状，家政服务员小张见状立即展开紧急救护。

工作任务：

家政服务员进行科学呼救以寻求帮助。

任务分析

完成该任务需要家政服务员具备呼救意识和遇事冷静的职业素养；知悉科学呼救的基本知识；实施迅速科学的呼救方法；达到尽快使患者得到救护的目的。

科学呼救技术

正确拨打 120

任务重点：规范掌握科学的呼救流程。

任务难点：能够沉着冷静地进行有效呼救。

相关知识

一、"120"急救电话

我国统一的急救电话号码为"120"，拨打该号码是向急救中心呼救的最简单快捷的方式。突发急症或受到意外伤害时,要立即拨打"120",获得急救中心、急救站或附近医疗机构专业人员的帮助。"120"急救电话免收电话费用,公用电话不投币或不插卡也可直接拨打,手机处于锁机、欠费的情况下也可拨打。

二、其他急救电话

1. "110"报警电话　"110"报警电话除受理紧急的刑事、治安案件外,同时还接受群众突遇的或个人无力解决的紧急危难求助等,例如溺水、坠楼、老人儿童走失,或者遇到自然灾害、火灾等,均可拨打"110"报警电话。

2. "119"火警电话　不仅救援火灾,在遇到道路交通事故、地震、建筑坍塌、危险化学品泄漏等事件时也可以拨打"119"火警电话寻求救援。

3. "122"交通事故报警电话　"122"报警服务台主要受理群众交通事故报警电话,实行24小时值班。群众只要用电话拨打"122"即可免费接通122热线电话。

任务实施

一、用物准备

手机或座机电话。

二、实施

见表1-6。

表1-6　科学拨打"120"急救电话一般操作流程

操作步骤与操作过程		要点说明与注意事项
1. 拨打"120"急救电话 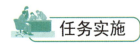 图1-21　拨打急救电话	◆拨打"120"急救电话,接通后首先确认对方是否为医疗急救中心,避免打错电话耽误抢救时间(图1-21)	• 在任何电话上均可以免费拨打"120"急救电话 • 感冒、腹泻等一般疾病可以自行到医院就诊
2. 讲清具体地点	◆清楚提供患者发病现场的楼号、单元号、房间号等准确地址,如"××区××路×弄×号×室",或者"××区××路×小区×层×室"	• 保持情绪稳定,讲话清晰、简练,以确保接线员能够听清 • 最好说明周围的标志性建筑,如地铁站、商场等,最大限度地争取抢救时间

模块一　家庭突发重症救命技术

续表

操作步骤与操作过程		要点说明与注意事项
3. 描述具体病情	◆准确描述患者现状：准确、简要描述患者性别、年龄、哪个部位不适、如何不适、持续时间等。如为外伤则需要清晰描述受伤时间、原因、部位、症状等。说清已经采取了哪些现场急救措施，救治效果如何。如遇意外灾害，要说清灾害性质如中毒、车祸、触电、溺水等，同时描述清楚受伤人数及现场情况 ◆回答问题：回答接线员要了解的其他问题	• 尽可能说清患者受伤或患病的确切时间 • 使救护人员能够提前做好救治设施的准备 • 在医务人员到达之前，如周围环境不会对患者造成伤害，尽可能不要随意移动急危重症患者，以免造成进一步伤害 • 确定接线员问清所有问题后再挂断电话，以免造成对方遗漏重要细节
4. 保持电话畅通	◆约定接车地点：约定好急救车大致到达时间，准备接车 ◆核实呼救人姓名、身份：留下呼救人的姓名、电话号码 ◆保持电话畅通：拨打完"120"急救电话后，应保证电话畅通，以防止长时间占线	• 若非本人去接急救车，需要留下接应人员的姓名及电话 • 避免救护人员在找不到地方时能够及时与呼救人联系 • 在急救车到达之前，出诊医生需要随时与患者保持联系以了解患者的病情
5. 接急救车	◆接应急救车：通话结束后，尽量派人及时前往约定地点接应急救车，见到急救车主动接应并引导急救车的出入，带领急救人员赶赴现场 ◆适时询问急救车位置：到达约定地点后，急救车没有到也不要离开或再找别的车，应该在原地等待。如果20分钟内急救车未及时赶到现场，救护者要再次拨打电话确认急救车位置	• 如事发现场只有一名施救者，切勿随意离开现场，当明显感知到救护人员到来时迅速呼救 • 只要接线员接到并确认的"120"急救呼叫，急救中心都会派出急救车赶赴现场
6. 整理用物 图1-22　整理用物	◆快速整理好患者需要的衣物、药物等。中毒患者需要把可疑的药物带上。外伤患者如有断肢，务必要带上断离的肢体(图1-22)	• 协助医生诊断毒物种类 • 将离断的肢体用无纺清洁布之类的包好，有条件的放入塑料袋中再放在加盖的容器内，外周加冰块保存
7. 疏通搬运通道	◆在急救车到达之前，迅速清理可能影响急救车或担架进入的道路，如门前、楼道里堆放的杂物、自行车等	• 为患者留出畅通无阻的生命通道

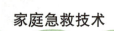

三、评价

1. 准确拨打急救电话并描述清楚患者的基本情况及确切地址。
2. 操作熟练，充分体现沉着、冷静的专业素质。
3. 救护过程体现了安全意识和严谨认真的工作态度。

知识拓展

"120"自救互救服务

2018年8月，重庆市已推出急救视频"120"自救互救服务，在拨打"120"急救电话或下载相关App后，医生可通过视频对话指导现场人员进行自救或互救，为抢救生命赢得宝贵时间。该系统的重要功能是实现了急救现场画面直播，急救指挥调度中心人员以"视频+通话"的方式获得现场及病情信息，在急救车到位前，指导现场人员实施自救互救。同时定位呼救者位置，指导急救车准确前往呼救地点。对于没有下载App或没有使用小程序的患者，通过手机电话拨打"120"急救电话后，会收到由平台发送的短信链接，点击链接也可实现视频直播通话。此前经初步应用，已获得较为满意的效果。

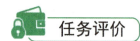

见表1-7。

表1-7 科学呼救技术任务评价表

项目	评价标准
知识掌握	说出常用急救电话的名称（5分）
	说出常用急救电话的用处（5分）
	说出"120"急救电话拨打流程（10分）
	说出如何整理患者用物（5分）
	说出遇到特殊情况如何接应急救车（5分）
	回答熟练、全面、正确
操作能力	能迅速判断患者是否需要拨打"120"急救电话（6分）
	能正确拨打"120"急救电话并准确描述患者所在位置（10分）
	能够准确描述患者的病情（10分）
	能够及时接应急救车并引导救护人员到达救护现场（6分）
	能用快速的方法清理搬运通道（6分）
	能够迅速地为患者整理入院所需物品（5分）
	操作要娴熟、正确、到位

续表

项目	评价标准
人文素养	争分夺秒，有时间观念（5分） 急救工作忙而不乱，有条不紊，头脑要清晰，能清晰表达（10分） 有爱伤观念，不因抢救而粗暴操作（6分） 安慰患者，缓解其精神紧张（6分）
总分（100分）	

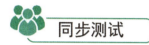

同步测试

单项选择题

1. 朱奶奶在家浇花时突然滑倒，右上肢疼痛，不能移动，此时家政服务员应拨打以下哪个急救电话（　　）。
   A. 110　　　　　B. 112　　　　　C. 119
   D. 120　　　　　E. 122

2. 下列情况不需要拨打"120"急救电话的是（　　）。
   A. 心跳骤停　　　B. 触电　　　　　C. 溺水
   D. 腹泻　　　　　E. 急性食物中毒

3. 家政护理员发现一位2岁男童体温39.8 ℃，并出现抽搐的现象，拨打急救电话后描述患儿现状时以下错误的是（　　）。
   A. 患儿性别、年龄
   B. 如何不适、持续时间等
   C. 说清已经采取了哪些现场急救措施
   D. 使用了什么药物
   E. 催促急救车尽快到达并尽快挂断电话

4. 刘先生在修理电器时突然触电，意识丧失，心跳呼吸停止，拨打完急救电话后应该（　　）。
   A. 尽快抬着患者到达急救车约定地点
   B. 立即就地实施心肺复苏术
   C. 让患者留在原地，自己尽快赶往约定地点接应急救车
   D. 不要动患者，耐心等待
   E. 救护车没来之前可以另行打车先去医院

5. 以下关于呼救的描述错误的是（　　）。
   A. 拨打"120"急救电话，接通后首先确认对方是否为医疗急救中心
   B. 清楚提供患者发病现场的楼号、单元号、房间号等准确地址
   C. 在医务人员到达之前，如无特殊情况尽量不要随意移动急危重症患者
   D. 拨打完"120"急救电话后，应保证电话的畅通
   E. 以上都正确

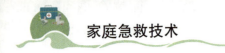

项目二 外伤急救基本技术

【项目介绍】

当家庭人员有外伤、摔倒、高处跌落等意外情况发生时，可发生出血、骨折或脱位等病理改变，此时需要及时对患者实施救治手段，包括止血、包扎、固定和搬运急救基本技术。及时有效的紧急救治能有效减轻患者的疼痛，防止病情发展。

【知识目标】

了解骨折的一般知识；

熟悉止血、包扎、固定和搬运的基本知识；

掌握止血、包扎、固定和搬运的常用方法。

【技能目标】

能快速、准确地判断病情；

能娴熟、规范、快速地实施救护；

能正确、全面地判断救护效果。

【素质目标】

具有临危不惧、临危不乱、从容应对的心理素质；

具有时间就是生命的急救意识；

具有认真负责的工作态度。

任务一 止血

任务描述

李奶奶，70岁，在床上听到援鄂抗疫的孙女回到家中，急于下床，因站立不稳而跌倒，膝盖部位摔伤，伤口出血，患者感到疼痛。家政服务员小王发现该状况，立即展开紧急救护。

工作任务：

家政服务员为李奶奶进行伤口止血。

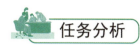

任务分析

止血

常用止血方法

完成该任务需要家政服务员具备急救意识和爱伤观念等职业素养；知悉外伤出血的分类、特点；实施各种止血操作方法；达到尽快减轻患者疼痛、止血的目的。

任务重点：止血技术、注意事项。
任务难点：不同伤情止血方法的选择。

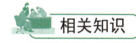

一、外伤出血基本知识

（一）外伤出血分类

外伤出血可分为外出血和内出血两种。血液从伤口流向体外者称为外出血，常见于刀割伤、刺伤、擦伤等。若皮肤没有伤口，血液由破裂的血管流到组织、脏器或体腔内，称为内出血。引起内出血的原因远较外出血复杂，处理也较困难，多需要去医院诊治。

（二）不同血管出血特点

动脉出血血色鲜红，出血呈喷射状，与脉搏节律相同，危险性大。静脉出血血色暗红，血流较缓慢，呈持续状态，不断流出，危险性较动脉出血小。毛细血管出血血色鲜红，血液从整个伤口创面渗出，一般不容易找到出血点，常可以自动凝固而止血，危险性最小。

（三）失血量和失血速度

失血量和失血速度是威胁生命的关键因素。当失血量在 800 毫升以上时，患者可出现面色、口唇苍白，皮肤出冷汗，手足冰冷、无力，呼吸急促，脉搏快而微弱等休克症状。几分钟内失血达 1 000 毫升，生命即会受到威胁。因此，遇到出血时应立即采取止血措施。

二、外出血的止血方法

1. 指压止血法　是用拇指、手掌、拳头等部位压迫伤口近心端，使血管压闭，中断血液，起到临时止血的目的。指压止血法仅是一种临时的动脉出血止血方法，不宜持久采用。一般小动脉和静脉出血可用加压包扎止血法，较大的动脉出血用止血带止血。紧急情况下，须先用压迫法止血，然后再根据出血情况改用其他止血法。根据出血的部位及压迫的动脉不同，指压止血法分为不同的方法。常见出血部位的压迫止血法有以下几种：

（1）颞动脉压迫止血法：用于头顶及颞部动脉出血。
（2）面动脉压迫止血法：用于颜面部的出血。
（3）锁骨下动脉压迫止血法：用于腋窝、肩部出血。
（4）肱动脉压迫止血法：用于前臂出血。
（5）尺、桡动脉压迫止血法：用于手部出血。

（6）胫前、后动脉压迫止血法：用于足部出血。

2. 加压包扎止血法　此法适用于小动脉及小静脉或毛细血管的出血。但有骨折、可疑骨折或关节脱位时，禁用此法，以免加重损伤。

3. 止血带止血法　是快速有效的止血方法，适用于四肢大动脉的出血。该法是用橡皮管或胶管止血带将血管压瘪而达到止血的目的。常用的止血带有橡皮止血带和充气式止血带，以充气式止血带较好。紧急情况下，可在现场就地取材使用三角巾、布条、线绳或麻绳等代替止血带。

4. 填塞止血法　本法用于四肢较深较大的伤口，如盲管伤、穿通伤。

5. 加垫屈肢止血法　是四肢非骨折性创伤动脉出血的临时止血措施。当前臂或小腿出血时，可于肘窝或腘窝内放纱布、棉花、毛巾作垫，屈曲关节，用绷带将肢体紧紧地缚于屈曲的位置。

三、预防要点

（一）预防摔倒引起出血

1. 保障周围环境安全，无明显易导致摔倒障碍物（如石块、小板凳、石阶等）。地面湿滑易引起摔倒，因此家政服务员要经常检查室内地面，特别是浴室内或浴室门口地面，必要时可以铺防滑垫；户外活动尽量避免阴雨天、下雪天，防止滑倒。

2. 活动幅度不要太大，跑跳失控易摔倒引起出血。家政服务员照看年幼儿童时要高度警惕跑跳失控而摔伤。

3. 老年人是易摔倒人群，因自身患有疾病而易于发生外伤、摔伤的老年人应根据自身病情采取不同的预防措施。如老年人患有高血压、心律失常、低血糖，应帮助老年人掌握发病规律、积极治疗疾病，一旦出现不适应即刻休息；对平衡功能不良的老年人应指导其使用辅助行走工具，如助行器；老年人日常穿着应合适，不穿过长、过宽的衬衫、裤子，以防绊倒，走动时不穿拖鞋；避免从事重体力劳动和危险性活动，避免过度劳累；感知障碍的老年人，应佩戴老花镜或助听器；坐便器两侧或前面应设有扶手。

（二）预防刺伤、割伤等

1. 家庭物品摆放整齐有序，锐器应摆放在儿童不易接触的地方，木制家具拐角用软垫包裹。

2. 老年人由于视力下降，缝补衣服易扎伤，使用刀具做饭易切伤，家政服务员要在老年人操作锐器时在一旁协助。

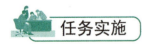

一、评估周围环境

1. 判断周围环境是否安全，有无地面湿滑或其他危险因素等，以确保患者和自身的安全。

2. 去除危险因素

（1）有石块、树枝、桌凳等障碍物影响施救时，应立即将障碍物搬移，清理出平整地面。

（2）在马路上、工地旁、电扶梯上等危险环境受伤时，应将患者转移至安全区域后再处理。

二、判断患者病情

观察患者受伤部位、出血特点，选择止血方法。

三、紧急呼救

1. 若伤情严重、出血速度快、出血量大时，应呼救家人并要求其立即拨打120，家政服务员同时采取急救措施止血。

2. 用物准备：无菌敷料、纱布、毛巾、橡皮止血带、三角巾、棉垫、绷带等。

四、实施

常用止血方法操作流程见表1-8。

表1-8 常用止血方法操作流程

操作步骤与操作过程		要点说明与注意事项
1. 根据受伤情况选择合适的止血方法	◆检查出血部位、出血量，选择合适的止血方法	
2. 指压止血法 图1-23 颞动脉压迫止血 图1-24 面动脉压迫止血	◆颞动脉压迫止血法：用拇指或示指在耳屏前方颞动脉搏动处，将动脉压向颞骨（图1-23） ◆面动脉压迫止血法：用拇指或示指在下颌角前约半寸外的面动脉搏动点，将动脉压向下颌骨上（图1-24）	• 指压动脉压迫点要准确 • 压迫力度要适中，以伤口不出血为准 • 压迫时间不宜过长，一般10~15分钟

续表

操作步骤与操作过程		要点说明与注意事项
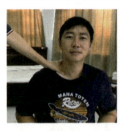 图 1-25　锁骨下动脉压迫止血 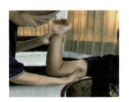 图 1-26　肱动脉压迫止血 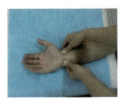 图 1-27　尺、桡动脉压迫止血	◆ 锁骨下动脉压迫止血法：用拇指在锁骨上凹摸到动脉跳动处，其余四指放在患者颈后，以拇指向下内方压向第一肋骨（图 1-25） ◆ 肱动脉压迫止血法：在上臂的前面或后面，压迫肱二头肌内侧沟中部的搏动点，用拇指或四指指腹将动脉压向肱骨干（图 1-26） ◆ 尺、桡动脉压迫止血法：用拇指与示指、中指压迫手腕横纹上、外方向的内外侧搏动点，即尺、桡动脉的搏动点，将动脉分别压向桡骨和尺骨（图 1-27） ◆ 股动脉压迫止血法：压迫腹股沟中点稍下处，即股动脉的搏动点，用拇指或拳头用力将动脉压向耻骨 ◆ 胫前、后动脉压迫止血法：用拇指或示指、中指压迫足背中部近足腕处胫前动脉的搏动点，以及足跟内侧与内踝之间胫后动脉的搏动点处	• 指压动脉压迫点要准确 • 压迫力度要适中，以伤口不出血为准 • 压迫时间不宜过长，一般 10~15 分钟
3. 加压包扎止血法 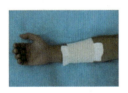 图 1-28　加压包扎止血	◆ 让患者卧位，抬高伤肢，检查伤肢有无异物 ◆ 取无菌敷料或干净毛巾等覆盖伤口，再用绷带、三角巾等包扎，松紧以停止出血为度（图 1-28）	• 辅料覆盖伤口时范围要超过伤口至少 3 厘米 • 包扎后应检查血液循环情况
4. 止血带止血法 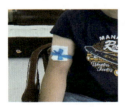 图 1-29　止血带止血	◆ 在伤口的近心端，先在皮肤上覆盖棉垫、纱布或毛巾等作为衬垫 ◆ 左手拿橡皮带头端，右手将长的尾端拉紧绕肢体一圈后压住头端，并交于左手中指和示指，然后两指夹住，顺着肢体在止血带下方拉出一部分，形成活结，保证不松垮（图 1-29）	• 部位要正确，扎在伤口近心端；上臂和大腿应绑在上 1/3 的部位。压力要适当，无压力表时以刚好使远端动脉搏动消失为度；衬垫要垫平 • 扎止血带时间一般不超过 5 小时；每隔 1 小时放松一次，每次放松 2~3 分钟

续表

操作步骤与操作过程		要点说明与注意事项
5. 填塞止血法	◆将消毒的纱布、棉垫紧紧填塞在创口内，外用绷带、三角巾包扎，松紧度以达到止血为宜	• 包扎后应检查血液循环情况
6. 加垫屈肢止血法 图1-30 前臂出血止血	◆前臂出血：在肘窝内放纱布、棉花、毛巾作垫，屈曲肘关节，用绷带将肢体紧紧地缚于屈曲的位置（图1-30） ◆小腿出血：在腘窝内放纱布、棉花、毛巾作垫，屈曲膝关节，用绷带将肢体紧紧地缚于屈曲的位置	• 包扎后应检查血液循环情况
7. 安置患者	◆帮患者取舒适体位，安慰患者	• 促进舒适，减轻恐惧
8. 整理记录	◆整理用物，洗手，记录止血方法、时间	• 用物初步分类处理
9. 配合急救	◆专业医务人员赶到后积极配合医务人员进行救护	• 做好向医务人员汇报准备

五、评价

1. 救护及时有效，患者满意度高。
2. 操作熟练、规范，充分体现专业素质。
3. 救护过程体现了人文关怀，有爱伤意识。

知识拓展

止血凝胶

止血凝胶是一种新型的止血材料，可以让破损的伤口快速止血，而且在使用方式上也非常简单，把它涂抹覆盖在伤口上就可以了。黏稠的胶体对流血的伤口来说有着良好的封闭作用。在止血凝胶中含有名为"Factor 12"的纤维蛋白，这种纤维蛋白在接触血液时会变成纤维状结构，犹如一张大网一样锁住血细胞，使血细胞不会随意流动。

目前市场上已有许多种类的止血凝胶，这些凝胶在人体中具有良好的成膜性，而且作用更持久，可以起到固定表层细胞的作用，在医学界中得到了广泛的应用。

止血凝胶集各种优点于一身，成膜性好，持久性好，同时在使用后还可进行生物降解，不会对人体和环境产生任何危害，不仅具有止血作用，同时还起到了术后防粘连作用，在实际应用中效果较好。

任务评价

止血任务评价见表1-9。

表1-9 止血任务评价

项目	评价标准
知识掌握	说出外伤出血的分类、特点（5分） 说出外伤出血的止血方法（5分） 说出外伤出血不同止血方法的注意事项（10分） 回答熟练、全面、正确
操作能力	能根据外伤出血情况判断损伤血管并给予相应止血措施（10分） 能正确操作为患者止血（25分） 能在通知120到来后正确报告患者外伤发生的时间、引起外伤的原因、伤口部位皮肤状况，伤口的位置、深度、面积，出血量、程度（10分） 能在专业医务人员赶到后积极配合医务人员进行救护（5分） 操作要娴熟、正确、到位
人文素养	快速止血，有时间观念（10分） 止血操作有条不紊，头脑清晰（10分） 有爱伤观念，不粗暴操作（5分） 对患者进行安慰，缓解患者紧张情绪（5分）
总分（100分）	

同步测试

单项选择题

1. 下列哪项不属于动脉出血的特点（　　）。
   A. 血色鲜红　　　B. 血色暗红　　　C. 出血呈喷射状
   D. 与脉搏节律相同　　E. 危险性大

2. 腋窝出血时压迫的动脉应是（　　）。
   A. 颞动脉　　　B. 面动脉　　　C. 肱动脉
   D. 锁骨下动脉　　E. 股动脉

3. 前臂出血时压迫的动脉应是（　　）。
   A. 颞动脉　　　B. 面动脉　　　C. 肱动脉
   D. 锁骨下动脉　　E. 股动脉

4. 四肢大动脉出血首选止血法为（　　）。
   A. 指压止血法　　B. 加压包扎止血法　　C. 止血带止血法
   D. 填塞止血法　　E. 加垫屈肢止血法

5. 以下关于指压止血注意点的描述不正确的是（　　）。
   A. 指压动脉压迫点要准确

B. 压迫力度要适中，以伤口不出血为准

C. 压迫时间一般 10~15 分钟

D. 压迫时间一般不超过 5 分钟

E. 压迫时间不宜过长

6. 以下关于止血带止血注意点的描述不正确的是（　　）。

A. 部位要正确，扎在伤口近心端

B. 部位要正确，扎在伤口远心端

C. 先在皮肤上覆盖衬垫再扎止血带

D. 止血带一般不超过 5 小时

E. 每隔 1 小时放松一次，每次放松 2~3 分钟

任务二　包扎

任务描述

阳阳，9 岁，在户外和其他小朋友打闹时摔倒，手腕部摔伤，皮肤表面有渗血，腕部肿胀、疼痛。家政服务员小张发现该状况，立即展开紧急救护。

工作任务：

家政服务员为阳阳进行伤口包扎。

任务分析

完成该任务需要家政服务员具备急救意识和爱伤观念等职业素养；知悉伤口包扎的目的，常用包扎方法及注意事项；实施包扎技术；达到尽快减轻患者疼痛、保护伤口的目的。

包扎　　常用包扎方法

任务重点：包扎方法的实施。

任务难点：不同伤情包扎方法的选择。

相关知识

一、包扎基本知识

（一）包扎目的

包扎伤口是各种外伤中最常用、最重要、最基本的急救技术之一。包扎有压迫止血、保护伤口、防止感染、固定骨折和减少疼痛等效果。在紧急情况下无消毒药和无菌纱布、绷带

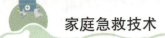

时，可用比较干净的衣服、毛巾等代用。

（二）根据伤情选择包扎方法

包扎伤口应了解有无内在损伤，在外伤急救现场，不能只顾包扎表面看得到的伤口而忽略其他内在的损伤。同样是肢体上的伤口，有没有合并骨折，其包扎的方法就有所不同，有骨折时则包扎应考虑到骨折部位的正确固定。

（三）止血与包扎的关系

在有出血的情况下，外伤包扎的实施必须以止血为前提。如不及时给予止血，则可造成严重失血、休克，甚至危及生命。

有时，包扎本身就是止血的措施。例如，组织损伤造成的毛细血管出血，出血时血液呈水珠样从伤口流出，稍微压迫即可止血，有时也可自动凝固止血。这种出血，往往只需要在伤口上贴上止血贴，或在伤口上覆盖消毒纱布，然后稍微加压包扎，即可完成止血和包扎的双重任务。

二、常用伤口包扎方法

1. 三角巾包扎　适用于头部、面部、膝（肘）关节及手、足等部位的包扎。
2. 绷带包扎　包括环形包扎法、螺旋包扎法、反折螺旋包扎法、"8"字形包扎法和蛇形包扎法。

（1）环形包扎法：常用于手、腕、足、颈、额等处及在包扎的开始和末端固定时。

（2）螺旋包扎法：多用于肢体和躯干等处粗细差别不大的部位。

（3）反折螺旋包扎法：多用于肢体粗细相差较大的部位。

（4）"8"字形包扎法：多用于关节部位的包扎。

三、预防要点

因包扎常用于外伤出血、骨折后，所以日常生活中应预防摔倒、锐器伤等意外伤害。

一、评估周围环境

1. 判断周围环境是否安全，有无地面湿滑或其他危险因素等，以确保患者和自身的安全。
2. 去除危险因素。

二、判断患者病情

观察患者受伤部位，有无出血、骨折等，根据情况选择合适的包扎方法。

三、紧急呼救

1. 若伤情严重，伤口深、大并出血量大时，应呼救家人并要求其立即拨打120，家政服务员同时采取急救措施止血包扎。

2. 用物准备：无菌敷料、纱布、三角巾、绷带、笔等。

四、实施

常用伤口包扎方法操作流程见表1-10。

表1-10　常用伤口包扎方法操作流程

操作步骤与操作过程		要点说明与注意事项
1. 根据受伤情况选择合适的包扎方法	◆检查受伤部位，有无出血、骨折等，选择合适的包扎方法	• 有伤口出血时，应先止血再包扎 • 骨折时，应先对骨折处加以固定，再考虑包扎
2. 三角巾包扎 （a） （b） （c） （d） 图1-31　头部包扎	◆头部包扎：将三角巾的底边折叠两层约两指宽，放于前额齐眉以上，将顶角拉向额后，三角巾的两底角经两耳上方拉向枕后，先做一个半结，压紧顶角，将顶角塞进结里，然后再将左右底角到前额打结（图1-31）	• 动作要迅速准确，不能加重患者的疼痛、出血和污染伤口

续表

操作步骤与操作过程	要点说明与注意事项
（a） （b） （c） （d） 图1-32 面部包扎 ◆面部包扎：在三角巾顶处打一结，套于下颌部，底边拉向枕部，上提两底角，拉紧并交叉压住底边，再绕至前额打结，包扎完后在眼、口、鼻处剪开小孔（图1-32）	● 三角巾包扎时，边要固定，角要拉紧，中心伸展，包扎要贴实，打结要牢固
（a） 图1-33 肘关节包扎 ◆膝（肘）关节包扎：三角巾对折2次，顶角向上盖在膝（肘）关节上，在膝（肘）窝处交叉后，两端返绕膝（肘）关节，在外侧打结（图1-33）	● 包扎应松紧适宜，包扎太紧影响血液循环，包扎太松起不到压迫止血的作用

续表

操作步骤与操作过程	要点说明与注意事项
(b) (c) 图 1-33 肘关节包扎（续） (a) (b) (c) 图 1-34 手包扎 ◆ 手（足）包扎：手（足）心向下放在三角巾上，手指（足趾）指向三角巾顶角，两底角拉向手（足）背，左右交叉压住顶角绕手腕（踝部）打结（图1-34）	• 包扎四肢时，为方便观察血循环，指（趾）应暴露在外面

续表

操作步骤与操作过程	要点说明与注意事项
3. 绷带包扎 图 1-35　环形包扎 图 1-36　螺旋包扎 （a） （b） 图 1-37　反折螺旋包扎 （a） 图 1-38　"8"字形包扎 ◆ 环形包扎法：在肢体某一部位环绕数周，每一周重叠盖住前一周（图 1-35） ◆ 螺旋包扎法：包扎时，做单纯螺旋上升，每一周压盖前一周的 1/2（图 1-36） ◆ 反折螺旋包扎法：做螺旋包扎时，用一拇指压住绷带上方，将其反折向下，压住前一圈的 1/2 或 1/3（图 1-37） ◆ "8"字形包扎法：在关节上方开始做环形包扎数圈，然后将绷带斜行缠绕，一圈在关节下缠绕，两圈在关节凹面交叉，反复进行，每圈压过前一圈 1/2 或 1/3（图 1-38）	• 包扎时要使患者的肢体处于功能位，皮肤皱褶处如腋下、乳下、腹股沟等，应用棉垫或纱布衬隔，骨隆突处用棉垫保护。需要抬高肢体时，应给予适当的扶托物

模块一　家庭突发重症救命技术

续表

操作步骤与操作过程		要点说明与注意事项
（b） （c） 图1-38　"8"字形包扎（续）		• 绷带包扎时的结应放在肢体的外侧面，忌在伤口上、骨隆突处或易于受压的部位打结
4. 安置患者	◆包扎后帮助患者取舒适体位，安慰患者	• 促进舒适，减轻恐惧
5. 整理记录	◆整理用物，洗手，记录包扎方法、时间	• 用物初步分类处理
6. 配合急救	◆专业医务人员赶到后积极配合医务人员进行救护	• 做好向医务人员汇报准备

五、评价

1. 救护及时有效，患者满意度高。
2. 操作熟练、规范，充分体现专业素质。
3. 救护过程体现了人文关怀，有爱伤意识。

> **知识拓展**
>
> 八路军绑腿
>
> 无论是在旧照片还是在影视作品中，我们都能看到八路军的绑腿，这几乎已成为我军的标志之一。那么，八路军将士们为什么要绑腿呢？

家庭急救技术

知识拓展

抗日战争时期，我军的装备相对落后，常常需要步行，长途旅行会导致小腿充血，甚至导致肿胀。这时，小腿包扎绑腿的使用可以有效地控制长距离行走后的腿部充血，减轻了身体负担，提高了士兵的战斗力。另外，我军经常在环境较为恶劣的地方行军。绑腿可以有效保护双腿免受蚊虫的叮咬。在某些环境相对原始的地方，它们还可以防止裤腿在树枝、荆棘等处被撕裂。绑腿布料长2米左右，宽10 cm左右，还可以用作紧急绷带、制作简单的担架等。

中国士兵的坚强意志和灵活的战术都是最终胜利的基础，勇气和智慧是中华民族的传统美德。现在，解放军队伍已经很先进了，但是这种精神仍然是我们军队的精神支柱。

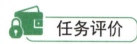

包扎任务评价见表1-11。

表1-11 包扎任务评价

项目	评价标准
知识掌握	说出外伤包扎的优点（5分） 说出外伤包扎的常用方法（5分） 说出外伤包扎的注意事项（10分） 回答熟练、全面、正确
操作能力	能根据外伤情况判断伤情并给予相应包扎措施（10分） 能正确操作为患者包扎（25分） 能在通知120到来后正确报告患者外伤发生的时间、引起外伤的原因、伤口部位皮肤状况，伤口的位置、深度、面积，出血量、程度（10分） 能在专业医务人员赶到后积极配合医务人员进行救护（5分） 操作要娴熟、正确、到位
人文素养	快速包扎，有时间观念（10分） 包扎操作有序，头脑清晰（10分） 有爱伤观念，不粗暴操作（5分） 对患者进行安慰，缓解患者紧张情绪（5分）
总分（100分）	

同步测试

单项选择题

1. 伤口包扎的作用不包括（　　）。
   A. 压迫止血　　B. 保护伤口　　C. 防止休克
   D. 固定骨折　　E. 减少疼痛

2. 下列哪个部位不适合三角巾包扎（　　）。
   A. 手、腕部　　　　B. 胸部　　　　C. 足部
   D. 颈部　　　　　　E. 额部
3. "8"字形包扎主要用于（　　）。
   A. 手、腕、足、颈、额等处　　　　B. 肢体和躯干
   C. 肢体粗细相差较大的部位　　　　D. 关节部位
   E. 头部
4. 以下关于三角巾包扎注意事项的描述不正确的是（　　）。
   A. 包扎时不能加重患者的疼痛、出血
   B. 边要固定，角要拉紧
   C. 包扎要贴实，打结要牢固
   D. 包扎应松紧适宜
   E. 指（趾）应包扎在内
5. 以下关于绷带包扎注意事项的描述不正确的是（　　）。
   A. 包扎时不能加重患者的疼痛、出血
   B. 皮肤皱褶处如腋下、乳下、腹股沟等，应用棉垫或纱布衬隔
   C. 骨隆突处用棉垫保护
   D. 绷带包扎时的结应放在肢体的内侧面，忌在伤口上、骨隆突处打结
   E. 需要抬高肢体时，应给予适当的扶托物

任务三　固定

任务描述

张爷爷，70岁，上厕所时因地面滑不小心摔倒，检查可见张爷爷摔倒时着力部位右侧腕部肿胀，张爷爷诉腕部疼痛、不能活动，怀疑骨折。家政服务员小王发现该状况，立即展开紧急救护。

工作任务：
家政服务员为张爷爷进行腕部固定。

任务分析

完成该任务需要家政服务员具备急救意识和爱伤观念等职业素养；知悉固定的目的，常用固定方法及注意事项；实施固

固定

常用固定方法

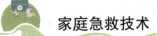

定技术；达到尽快减轻患者疼痛、保护受伤部位、防止伤害加重的目的。

任务重点：固定方法的实施。

任务难点：不同骨折固定方法的选择。

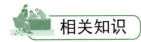

一、骨折基本知识

固定主要用于骨折时，因此，在学习固定方法之前要先了解骨折的症状和急救要点，才能正确地使用固定方法。

骨的完整性或连续性中断称为骨折。

（一）病因

常见的外伤性骨折原因有以下几种：

1. **直接暴力** 外界暴力直接作用的部位发生骨折，多为横形或粉碎骨折。
2. **间接暴力** 暴力通过传导、杠杆或旋转作用使骨折发生在作用点以外的部位。例如行走滑倒时用手掌撑地，根据跌倒时上肢与地面所形成的不同角度而发生腕部骨折、肩部骨折或锁骨骨折等。
3. **肌牵拉力** 肌肉突然猛烈收缩，使肌肉附骨处骨质断裂。例如在骤然跪倒时股四头肌猛然强力地收缩，可造成膝盖处髌骨骨折。
4. **积累劳损** 长期、反复、轻微直接力可集中作用于骨骼的某一点上而引起骨折。如远距离跑步和强行军使足部短骨疲劳性骨折，此种骨折多无移位，但愈合缓慢。

（二）骨折种类

1. **闭合性骨折** 骨折处皮肤完整，骨折断端与外界不相通。
2. **开放性骨折** 外伤伤口深及骨折处或骨折断端刺破皮肤露出体表。
3. **复合性骨折** 骨折断端损伤血管、神经或其他脏器，或伴有关节脱位等。
4. **不完全性骨折** 骨的完整性和连续性未完全中断。
5. **完全性骨折** 骨的完整性和连续性完全中断。

（三）骨折表现

1. **疼痛** 骨折部位疼痛，活动时疼痛加剧，局部有明显的压痛，可有骨摩擦音。
2. **肿胀** 由于骨折端小血管的损伤和软组织损伤水肿，故骨折部位可出现肿胀。
3. **畸形** 由于骨折端的错位，肢体常发生弯曲、旋转、缩短等畸形，当骨折完全断离时，还可出现假关节样的异常活动。
4. **功能障碍** 骨折断后，肢体原有的骨骼杠杆支持功能丧失，如上肢骨折时不能拿、提，下肢骨折时不能行走、站立。
5. **大出血** 当骨折端刺破大血管时，患者往往发生大出血，出现休克。大出血多见于骨盆骨折。

二、固定基本知识

骨折的临时固定，是对伤处加以稳定，避免活动而引起伤害加重，另外，避免患者在运送过程中因搬运、颠簸使断骨刺伤血管、神经造成额外损伤，减轻患者痛苦。

（一）固定材料

1. 夹板　用于扶托固定伤肢，其长度、宽度要与伤肢相适应，长度一般要跨伤处上下两个关节。没有夹板时可用健侧肢体、树枝、竹片、厚纸板等代替。

2. 敷料　用于垫衬的如棉花、布块、衣服等；用于包扎捆绑夹板时可用三角巾、绷带、腰带、绳子等，但不能用铁丝、电线。

（二）固定注意事项

1. 止血　要注意伤口和全身状况，如伤口出血，应先止血，后包扎固定。

2. 加垫　为使固定妥帖稳当和防止突出部位的皮肤磨损，在骨突处要用棉花或布块等软物垫好，夹板等固定材料不要直接接触皮肤。

3. 骨折的部位不能乱动　为防止骨断端刺伤神经、血管，在固定时不应随意搬动；外露的断骨不能送回伤口内，以免加重污染。

4. 固定、捆绑的松紧要适度　过松容易滑脱，失去固定作用，过紧会影响血液循环。固定时应外露指（趾）尖，以便观察血流情况，如发现指（趾）尖苍白或青紫时，可能是固定包扎过紧，应放松重新包扎固定。固定完成后应记录固定的时间。

三、常用固定方法

（一）夹板固定

1. 前臂骨折的固定　前臂是指前肢的肘与腕之间的部分，手关节的前部，由尺骨和桡骨组成，如果受力骨折则情况比较复杂。症状可见前臂肿胀、疼痛、畸形，有假关节活动及骨擦音，手臂活动受限，尤其在旋转时疼痛剧烈。夹板固定时可把两块夹板分别置放在前臂的掌侧和背侧，然后加以有效固定。

2. 上臂骨折的固定　上臂是指手臂从肩到肘的部分，由肱骨组成。上臂骨折指的是肱骨骨折。夹板固定时，可在伤臂外侧放一块夹板固定并吊于胸前。

3. 小腿骨折的固定　小腿是指下肢从膝关节到踝关节的一段，由胫骨和腓骨组成。小腿骨折指的是胫腓骨骨折。夹板固定时将夹板置于小腿外侧，夹板长度超过膝关节。

4. 大腿骨折的固定　大腿是指下肢从臀部到膝盖的一段，由股骨组成，其局部肌肉丰厚，血液循环较好，所以一旦骨折会损伤血管造成出血，出血量可达500～1 000毫升，如果出血量较大则容易导致失血性休克。所以，骨折出血时现场的处置主要是止血，然后再包扎固定。夹板固定时其长度应从腋下至足跟，两下肢并列对齐，无夹板时亦可用健肢固定法。

（二）石膏固定

外伤骨折除了夹板固定外，医生还常会使用石膏固定法对骨折部位进行固定。固定使用的石膏绷带,是用熟石膏(无水硫酸钙)的细粉末撒布在特制的稀孔纱布绷带上做成,用温水浸泡后,包在患者需要固定的肢体上,3~10分钟即可硬结成型,并逐渐干燥坚固,对患肢起有效的固定作用。

与夹板固定相比,石膏固定可塑性大,可以把肢体固定在需要的任意位置,可以固定夹板不易固定的部位,而且石膏固定可以对肢体的表面形成一种比较均匀的压力,通过在一定程度上控制肌肉的舒缩来达到固定骨折端的目的。

四、预防要点

(一)注意安全

当人体受到外界暴力直接作用时易发生骨折,家庭成员在户外应注意交通安全,不要在行走时(特别是穿过马路时)接打电话、玩手机;不要在有高空坠物风险的地方长时间停留;尽量避免去人群拥挤的地方,防止人流冲击发生踩踏事故引起骨折。

(二)补充钙质

老年人的身体容易因为缺乏钙质而出现骨质疏松,一旦受伤,易发生骨折。所以要补充足够的钙质,有效改善骨骼结构,提高骨密度。可以在平时让老年人多摄取含钙高的食物,如牛奶、鸡蛋等,或者是在医生的指导下使用一些含钙药物。

任务实施

一、评估周围环境

1. 判断周围环境是否安全,有无地面湿滑或其他危险因素等,以确保患者和自身的安全。
2. 去除危险因素,移除障碍物或将患者转移至安全区域搬运。

二、判断患者病情

观察患者受伤部位,有无出血、骨折等,根据情况选择合适的处理方法。

三、紧急呼救

1. 若伤情严重,骨折为开放性、出血量大时,应呼救家人并要求其立即拨打120,家政服务员同时采取急救措施止血。
2. 用物准备:纱布、三角巾、绷带、剪刀、笔等。

四、实施

常用外伤固定方法操作流程见表1-12。

模块一　家庭突发重症救命技术

表1-12　常用外伤固定方法操作流程

操作步骤与操作过程		要点说明与注意事项
1. 根据受伤情况选择合适的固定方法	◆检查受伤部位，有无出血、骨折等，选择合适固定方法	
2. 夹板固定 （a） （b） 图1-39　前臂骨折固定 （a） （b） 图1-40　上臂骨折固定 图1-41　小腿骨折固定	◆前臂骨折固定：把两块夹板分别置于前臂的掌侧和背侧，使腕关节稍向背屈，然后固定，再用三角巾将前臂悬挂于胸前（图1-39） ◆上臂骨折固定：将伤肢屈曲贴在胸前，在伤臂外侧放一块夹板，垫好后用两条布带将骨折上下两端固定并吊于胸前，然后用三角巾将上臂固定在胸部（图1-40） ◆小腿骨折固定：将夹板置于小腿外侧，其长度应从大腿中段到足跟，在膝、踝关节垫好后用绷带分段固定，并在足部用"8"字形绷带固定，使足掌与小腿成直角（图1-41） ◆大腿骨折固定：将一块长夹板置于伤肢外侧，其长度应从腋下至足跟，另用一块短夹板，长度为从会阴至足跟，放在伤肢内侧，两下肢并列对齐，分别在腋下、腰部、大腿根部及膝部分别环绕伤肢包扎固定。用"8"字形绷带固定足部，使足掌与小腿成直角	• 夹板选择长短大小要合适 • 夹板固定的范围应包括受伤部位的上、下两个关节，这样才能使断骨固定牢靠。骨突部位应用棉垫或其他柔软材料衬垫 • 捆扎夹板松紧适宜，一般捆扎后以布带可上下移动1厘米为度 • 固定期间严密观察患肢末梢血运、感觉及运动情况，如有异常及时调整
3. 安置患者	◆固定后帮助患者取舒适体位，安慰患者	• 促进舒适，减轻恐惧

续表

操作步骤与操作过程		要点说明与注意事项
4. 整理记录	◆整理用物，洗手，记录固定部位、方法、时间	•用物初步分类处理
5. 配合急救	◆专业医务人员赶到后积极配合医务人员进行救护	•做好向医务人员汇报准备

五、评价

1. 救护及时有效，患者满意度高。
2. 操作熟练、规范，充分体现专业素质。
3. 救护过程体现了人文关怀，有爱伤意识。

知识拓展

骨折外固定器

传统的骨折固定方法如夹板、石膏固定对肢体束缚大，不利于观察病情、康复训练。近些年来，对骨折外固定的方法不断改进，相关企业生产出一些新型骨折外固定器，对全身各处骨折都有相应固定器进行固定。

新型固定器一般具有以下优势：

1. 固定器轻便，佩戴舒适，固定支撑稳固。
2. 透气性好，设计人性化，松紧可自由调节。
3. 结实耐用并可重复使用。

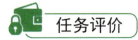

固定任务评价见表1-13。

表1-13　固定任务评价

项目	评价标准
知识掌握	说出骨折的分类（5分） 说出骨折的表现（5分） 说出固定使用的材料有哪些（5分） 说出固定的注意事项（5分） 回答熟练、全面、正确
操作能力	能根据外伤情况判断伤情并给予相应固定措施（10分） 能正确操作为患者固定（25分） 能在通知120到来后正确报告患者外伤发生的时间、引起外伤的原因、伤口部位状况（10分） 能在专业医务人员赶到后积极配合医务人员进行救护（5分） 操作要娴熟、正确、到位

项目	评价标准
人文素养	快速固定，有时间观念（10分） 操作有序，头脑清晰（10分） 有爱伤观念，不粗暴操作（5分） 对患者进行安慰，缓解患者紧张情绪（5分）
总分（100分）	

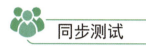

同步测试

单项选择题

1. 骨的完整性和连续性未完全中断属于（　　）。
   A. 闭合性骨折　　B. 开放性骨折　　C. 复合性骨折
   D. 不完全性骨折　E. 完全性骨折

2. 骨折的表现不包括（　　）。
   A. 疼痛　　B. 肿胀　　C. 畸形
   D. 功能障碍　E. 弹性固定

3. 关于骨折的预防要点以下描述正确的是（　　）。
   A. 老年人骨质密度高，很少骨折
   B. 户外行走时，不影响他人就可以玩手机
   C. 避免去人群拥挤的地方，防止人流冲击而骨折
   D. 老年人多补充磷可预防骨折
   E. 含钙高的食物有牛奶、乳酪、奶茶等

4. 以下关于夹板固定注意事项的描述正确的是（　　）。
   A. 骨折伴有伤口出血，应立即固定
   B. 夹板等固定材料可以直接接触皮肤固定
   C. 固定时不应随意搬动患肢
   D. 开放性骨折外露的断骨应送回伤口内
   E. 固定时应将指（趾）尖全部包裹

5. 以下关于小腿骨折固定的描述错误的是（　　）。
   A. 小腿由胫骨和腓骨组成，小腿骨折是指胫、腓骨骨折。夹板固定时将夹板置于小腿外侧，夹板长度超过膝关节
   B. 夹板固定时将夹板置于小腿外侧，夹板长度超过膝关节
   C. 夹板固定时夹板长度应从腋下至足跟
   D. 在膝、踝关节垫好后用绷带分段固定
   E. 足部用"8"字形绷带固定，使足掌与小腿成直角

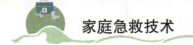

任务四 搬运

任务描述

张先生，45岁，因摔倒足踝受伤，简单处理后需要送医院进一步检查治疗。家政服务员小王发现该状况，立即展开紧急救护。

工作任务：

家政服务员运用搬运法转送张先生入院。

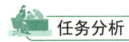

完成该任务需要家政服务员具备急救意识和爱伤观念等职业素养；知悉搬运的目的，常用搬运方法及注意事项；能够实施搬运技术；达到尽快安全转移患者的目的。

任务重点：搬运方法的实施。

任务难点：不同伤情搬运方法的选择。

搬运　　常用搬运方法

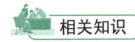

一、搬运基本知识

搬运法主要用于运送不能自如活动的患者，外出做各种检查、治疗或者进行室外活动，以满足患者的需要。

患者搬运与物体搬运不同，需要结合伤情，否则会引起患者不适甚至发生危害。搬运时应随时观察伤情，一旦病情变化需要立即救治。

二、常用搬运方法

1. 担架搬运法

适用于病情较重、转运路途较远的患者。3~4人一组，将患者移上担架，使其头部向后，足部向前，便于后面的担架员随时观察病情。

2. 单人徒手搬运法

（1）背负法：多用于患者不能行走，救护员只有一人之时。

(2) 抱持法：适用于体重较轻及神志不清的患者的搬运。

(3) 拖拉法：如果伤情过重，一人无法背负或抱持时采用。

3. 双人徒手搬运法

(1) 依托法：适用于体弱而清醒的患者搬运。

(2) 拉车法：适用于将意识不清的患者移上椅子、担架或在狭窄地方搬运。

4. 多人搬运法

(1) 适用于脊髓损伤的患者。

(2) 适用于颈椎损伤的患者。

(3) 适用于胸腰段脊柱损伤的患者。

三、预防要点

搬运多用于活动不自如的患者，因此日常生活中应避免受伤。

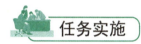

一、评估周围环境

1. 判断周围环境是否安全，有无地面湿滑或其他危险因素等，以确保患者和自身的安全。

2. 去除危险因素，如移开障碍物或移动患者至安全区域再搬运。

二、判断患者病情

观察患者受伤部位，有无出血、骨折等，根据情况选择合适的搬运方法。

三、紧急呼救

1. 若伤情严重时，应呼救家人并要求其立即拨打120，家政服务员同时采取必要的搬运措施。

2. 用物准备：布带、绷带、笔等。

四、实施

常用患者搬运方法操作流程见表1-14。

表1-14 常用患者搬运方法操作流程

操作步骤与操作过程		要点说明与注意事项
1. 根据受伤情况选择合适的搬运方法	◆检查受伤部位，有无出血、骨折等，选择合适的搬运方法	

续表

操作步骤与操作过程	要点说明与注意事项
2. 单人徒手搬运 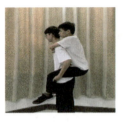 图1-42　背负法 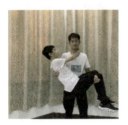 图1-43　抱持法	◆背负法：对于神志不清者，可采用交叉双臂紧握手腕的背负法。对于神志清醒的患者可采用普通背负法（图1-42） ◆抱持法：救护者一手抱其背部，一手托其大腿将患者抱起。若患者还有意识，可让其一手抱着救护者的颈部（图1-43） ◆拖拉法：救护者可从后面抱住患者将其拖出。也可用大毛巾将患者包好，然后拉住毛巾的一角将患者拖出	●移动患者时，首先应检查患者的头、颈、胸、腹和四肢是否有损伤，如果有损伤，应先做急救处理，再根据不同的伤势选择不同的搬运方法 ●伤情严重、路途遥远的患者，要做好途中照护，密切观察患者的神志、呼吸、脉搏及伤势的变化
3. 双人徒手搬运 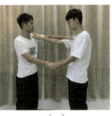 （a） 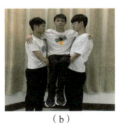 （b） 图1-44　依托法 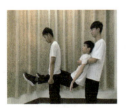 图1-45　拉车法	◆依托法：两名救护者面对面分别站在患者的两侧，各伸出一只手放于患者的大腿之下并相握至紧，另一只手彼此交替搭在对方肩上，起支持患者背部的作用（图1-44） ◆拉车法：两名救护者，一人站在患者的头部位置，两手伸于腋下，将其抱入怀中；另一人站在患者的两腿之间，抱住双腿。两人步调一致将患者抬起运走（图1-45）	●不能使患者摔下。多人搬运要避免用力先后或不均衡，较好的方法是由一人指挥或喊口令，其他人全心协力 ●保护自身腰部。搬运者先蹲下，保持腰部挺直，使用大腿肌肉力量把患者抬起，避免弯腰使用较薄弱的腰肌直接用力

续表

操作步骤与操作过程	要点说明与注意事项
4. 多人搬运 （a）滚动法 （b）平托法 图 1-46 脊髓损伤搬运 图 1-47 颈椎损伤搬运	◆脊髓损伤搬运：应由 2~3 人搬运，先使患者两下肢伸直，两上肢也伸直并放于身旁。将一木板放在患者一侧，2~3 人扶患者躯干，使其成一整体滚动至木板上，或 3 人用手臂同时将患者平托至木板上（图 1-46） ◆颈椎损伤：应由 4 人搬运，要有专人托扶其头颈部，沿纵轴方向略加牵引，并使头颈部随躯干一起滚动。或由患者自己托住头部后再缓慢搬移（图 1-47） ◆胸腰段脊柱损伤搬运：可采用 3 人搬运法，即 3 人并排蹲在患者的同侧，用手分别托住患者的头、肩、腰部和臀部及并拢的双下肢，同时在保持平卧姿势下同步抬起，3 人步调一致地向前行进。亦可由 2~3 人循患者躯体的纵轴，轻轻就地滚转，将患者移动到担架上或木板上，脊柱损伤处垫软垫或衣服	• 脊髓损伤患者搬运注意不要使患者的躯干扭转，切忌使用搂抱，或一人抬头，一人抬足的方法，同时禁用凉椅、藤椅之类的工具运送患者 • 颈椎损伤患者严禁随意强行搬动头部。患者躺在木板上时应用沙袋或折好的衣物放在其颈部两侧加以固定
5. 安置患者	◆帮助患者取舒适体位，安慰患者	• 促进舒适，减轻恐惧
6. 配合急救	◆积极配合医务人员对患者进行救护	• 做好向医务人员汇报的准备

五、评价

1. 救护及时有效，患者满意度高。
2. 操作熟练、规范，充分体现专业素质。
3. 救护过程体现了人文关怀，有爱伤意识。

> **知识拓展**
>
> ### 直升机救护
>
> 对于伤情严重的患者，争分夺秒的抢救是挽救患者生命的保障，而因各种原因使患者不能及时得到专业人员的救护，为此，就需要有一种速度更快的运输工具来缩短救护时间，医疗救护直升机应运而生。

知识拓展

我国直升机救护发展较晚，2019年3月至2020年3月，我国航空医疗救护伤病员1 085人。我国每百万人拥有医疗救护直升机不到0.01架，远不能满足百姓救援需求。专家呼吁，应建立完善的常态化航空医疗救援体系，让救护直升机在我国飞起来。

任务评价

搬运任务评价见表1-15。

表1-15　搬运任务评价

项目	评价标准
知识掌握	说出患者搬运的适用范围（10分） 说出常用搬运方法（10分） 回答熟练、全面、正确
操作能力	能根据外伤情况判断伤情并给予相应搬运措施（10分） 能正确操作搬运患者（25分） 能在搬运时把握搬运要点及注意事项（15分） 能在搬运到目的地后积极配合医务人员进行救护（5分） 操作要娴熟、正确、到位
人文素养	搬运及时，有时间观念（10分） 有爱伤观念，不粗暴操作（10分） 对患者进行安慰，缓解患者紧张情绪（5分）
总分（100分）	

同步测试

单项选择题

1. 单人徒手搬运时，对于神志不清的患者搬运可选择（　　）。
   A. 背负法　　　　B. 抱持法　　　　C. 拖拉法
   D. 依托法　　　　E. 拉车法

2. 下列哪一项属于双人搬运法（　　）。
   A. 背负法　　　　B. 抱持法　　　　C. 拖拉法
   D. 担架法　　　　E. 拉车法

3. 较为狭窄的小巷子搬运以下哪种方法较好（　　）。
   A. 担架法　　　　B. 依托法　　　　C. 拖拉法
   D. 抱持法　　　　E. 拉车法

4. 以下关于徒手搬运注意事项的描述错误的是（　　）。
   A. 移动患者时，首先应检查患者的头、颈、胸、腹和四肢是否有损伤

B. 路途遥远的患者，要做好途中护理
C. 多人搬运要避免用力先后或不均衡
D. 搬运时保护自身腰部
E. 弯腰使用腰部力量把患者抬起

5. 以下关于多人搬运的描述错误的是（　　）。
A. 颈椎损伤时要有专人托扶其头颈部
B. 脊髓损伤患者搬运注意不要使患者的躯干扭转
C. 颈椎损伤患者严禁随意强行搬动头部
D. 脊髓损伤患者搬运切忌使用搂抱方法，禁用凉椅、藤椅之类的工具运送
E. 脊髓损伤患者可以采用一人抬头、一人抬足的方法搬运

项目三　气道异物梗阻急救技术

【项目介绍】

气道异物梗阻是极其危险的急症，而海姆立克急救法是抢救气道异物的标准方法，利用肺部残留气体形成气流将异物冲出，恢复呼吸道通畅，是一种易学、易用、易普及的有效急救法。其适用于成人、婴儿等各类人群，可以挽救他人生命，也可以进行自救。不同年龄、不同情况的操作方法略有不同，但基本原理一致。完成本项目需要实施成人、孕妇或肥胖者、婴儿气道异物清除术及气道异物梗阻自救法。

【知识目标】

了解引起气道异物梗阻的原因；
熟悉气道异物梗阻的临床表现；
掌握气道异物清除术操作技术的原理。

【技能目标】

能快速、准确判断是否发生气道异物梗阻；
能娴熟、规范、快速地实施气道异物清除术；
能正确、全面地判断救护效果。

【素质目标】

具有时间就是生命的急救意识；
具有操作快而不慌、忙而不乱的心理素质；
具有守护患者安全的职业精神，提高职业认同感。

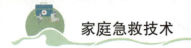
家庭急救技术

任务一 成人气道异物清除术

任务描述

刘奶奶，72岁，在家庭聚餐中向儿女提起自己在社区老年服务中心遇到的开心事，一边哈哈大笑，一边吃葡萄。突然刘奶奶双眼圆瞪，双手抓喉部，表情痛苦，家政服务员小章发现该状况，立即展开紧急救护。

工作任务：

家政服务员为刘奶奶实施气道异物清除术。

任务分析

完成该任务需要家政服务员具备急救意识和爱伤观念等职业素养；知悉气道异物梗阻的原因及表现，海姆立克急救法原理与抢救流程等基本知识；实施病情判断、呼救、施救、效果判断等操作；达到尽快清除气道异物的目的。

任务重点： 双手放置部位、操作手法、施力方向及注意事项。

任务难点： 异物梗阻的判断及气道异物清除术操作原理。

成人气道
异物清除术

成人气管
异物清除术

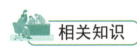 相关知识

一、气道异物梗阻基本知识

气道异物梗阻是生活中常见的意外事件之一。人体咽喉部有一会厌软骨，可以上下摆动，正常吞咽时会盖住气道，使食物顺利地进入食管。如异物不慎进入气道，导致气道不同程度堵塞，会出现通气障碍、缺氧，甚至窒息死亡的危急情况。现场不进行急救，而直接送医院救治的风险较高。

因此，尽早识别气道梗阻并实施气道异物清除术是抢救成功的关键，梗阻超过4分钟就会有生命危险，即使抢救成功，也有可能因脑部长期缺氧导致失语、智力障碍、瘫痪等后遗症。

（一）气道异物梗阻的临床表现

1. **气道部分阻塞**　如果异物卡住喉咙甚至进入气管，部分阻塞气道，会出现突然呛咳、呼吸困难、面色青紫、皮肤、甲床和口唇发绀，双眼圆瞪、表情痛苦。

2. 气道完全阻塞　异物进入气道完全阻塞气道，由于极度不适患者常不由自主地以一手呈"V"状紧贴于颈前咽喉部（图1-48），以示痛苦和求救。同时出现不能说话、不能呼吸、不能咳嗽"三不"的表现，如果处理不及时，数分钟即会出现窒息、意识丧失，呼吸、心跳停止而导致死亡。

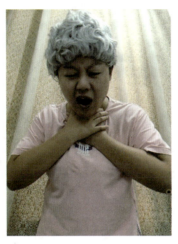

图1-48　"V"字手

（二）气道异物梗阻的常见原因

气道梗阻的常见异物有果冻、糖果、花生米、话梅、药片、瓜子等。常见的原因有以下几种：

1. 饮食不慎　进食急促，摄入大块的、咀嚼不全的硬质食物，讲话嬉笑都易使食物团块通过开放的会厌软骨滑入呼吸道引起气道梗阻。部分老年人可因咳嗽、吞咽功能差，不慎使食物或活动义齿误入呼吸道而引起梗阻，尤其是患有脑血管疾病、中重度阿尔茨海默病的老年人更易出现气道异物梗阻。

2. 大量饮酒　由于血液中乙醇浓度升高会导致咽喉部肌肉松弛，从而引起吞咽失灵，食物团块极易滑入呼吸道。

3. 昏迷　各种原因所致的昏迷，舌根后坠，容易出现胃内容物反流入咽部，导致阻塞或误吸入呼吸道导致气道梗阻。

4. 其他　如企图自杀或精神疾病的患者，故意将异物送入口腔而进入呼吸道导致异物梗阻。

二、海姆立克急救法基本知识

（一）海姆立克急救法的由来

海姆立克急救法是20世纪70年代美国外科医生海姆立克教授发明的抢救误吸性窒息的一种急救法。这项技术挽救了无数人的生命，为了表彰他在这方面工作的卓越贡献，便以海姆立克的名字命名了这种急救方法。

（二）海姆立克急救法的原理

假设肺是一个气球，气管就是气球的气嘴，也就是肺部唯一的出口。往上腹部迅速施加压力，膈肌突然上抬，胸腔的压力骤然增加，像挤压气球一样，气管和肺内的大量气体就会突然涌向气管，将异物冲出，恢复气道通畅（图1-49）。

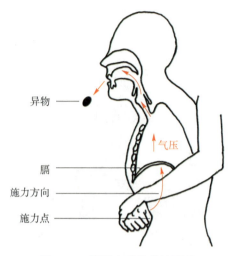

图1-49　海姆立克急救法原理

三、预防要点

1. 进食时细嚼慢咽，尤其是进食大块硬质食物如排骨、鸡块、丸子等，速度太快、咀嚼不全或吞咽过猛都可能会导致食物卡在喉部造成气道异物梗阻。

2. 进食时不要说话、不要大笑和跑动。

3. 给吞咽障碍老年人喂食时，先确认老年人的吞咽功能，每次1/3勺，不要催促老年人进食。

任务实施

一、评估周围环境

1. 判断周围环境是否安全，移开障碍物或移动至安全区域等。
2. 评估周围光线是否充足。

二、判断患者病情

1. 评估患者身体状况，有无意识不清，能否站立或坐起。
2. 观察是否出现海姆立克征象，有无特有的手掐咽喉部"V"形手势的窒息痛苦样表情；如果患者没有出现"V"形手势、咳嗽等症状，但观察到患者出现不能说话或呼吸，同时面色、口唇青紫，甚至出现失去知觉等征象，同样判断为呼吸道异物阻塞，因当异物进入下呼吸道时患者会剧烈咳嗽，但接下来会有一段或长或短的无症状期，容易导致判断失误，错过关键的急救时机。

3. 询问患者是否出现异物梗阻，患者点头表示肯定，即可确定发生了呼吸道异物阻塞。

三、紧急呼救

1. 呼救家人并要求其立即拨打"120"急救电话，家政服务员同步实施海姆立克手法。
2. 若家庭无其他人，立即拨打"120"急救电话，并徒手进行抢救。

四、实施

成人气道清除术操作流程见表1-16。

表1-16 成人气道清除术操作流程

操作步骤与操作过程		要点说明与注意事项
1. 鼓励咳嗽	◆鼓励咳嗽：鼓励患者继续咳嗽，观察是否咳出异物 ◆同步观察：观察患者病情变化	• 仅适用于只表现出轻度气道梗阻症状的患者
2. 实施海姆立克急救法 图1-50 腹部冲击法 图1-51 拳眼 图1-52 握拳手法	用于神志清楚的患者 ◆一般患者（腹部冲击法）（图1-50） 体位：家政服务员站在患者身后，双臂环抱其腰部，患者弯腰，头部前倾 冲击手法：家政服务员一手握空心拳，拳眼（拇指侧）（图1-51）紧顶住患者腹部正中，另一手紧握该拳（图1-52）	• 也适用于1岁以上儿童 • 实施海姆立克急救法操作时突然用力才有效，一定注意施力方向和位置要正确，防止骨折或胸腔、腹腔内脏器损伤。尤其是老年人进行冲击时更应严格把握冲击力度 • 饱餐后实施海姆立克急救法时，患者可能会出现胃内容物反流，应及时清理口腔，防止误吸

续表

操作步骤与操作过程		要点说明与注意事项
	冲击部位：肚脐上两横指处（图1-53） 冲击方向：用力快速向内、向上冲击腹部，反复冲击，以此造成人工咳嗽，直至异物排出（图1-54） ◆过度肥胖或妊娠后期的患者（胸部冲击法）（图1-55） 体位：患者取立位或坐位，家政服务员站于患者身后，双臂经患者腋下环抱其胸部 冲击手法：同腹部冲击法 冲击部位：胸骨中下部 冲击方向：同腹部冲击法	●施救者双手无法环抱患者腰部 ●不要用手顶住剑突，以免造成骨折或内脏损伤
3. 实施心肺复苏	适用于意识丧失者 ◆病情观察：应密切关注患者的意识、面色、瞳孔等变化 ◆心肺复苏：如患者由意识清楚转为昏迷或面色发绀、颈动脉动消失、心跳呼吸停止，家政服务员应停止排除异物，而迅速开始心肺复苏术，按30∶2的按压/通气比例操作	●抢救的同时应及时拨打"120"急救电话，或请别人给予帮助，配合抢救 ●胸部按压比腹部冲击能产生更大的气道压力
4. 判断效果	◆患者排出异物，呼吸道恢复通畅 ◆询问患者有无不适，检查有无并发症发生	●必要时转送医院接受进一步治疗
5. 安置患者	◆若排出异物，则协助患者休息，并给予安慰	●安置患者于合适的体位，以促进舒适，减轻恐惧

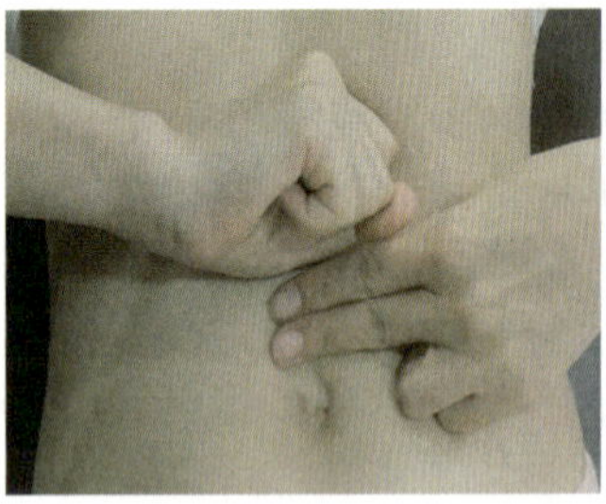

图1-53　肚脐上两横指

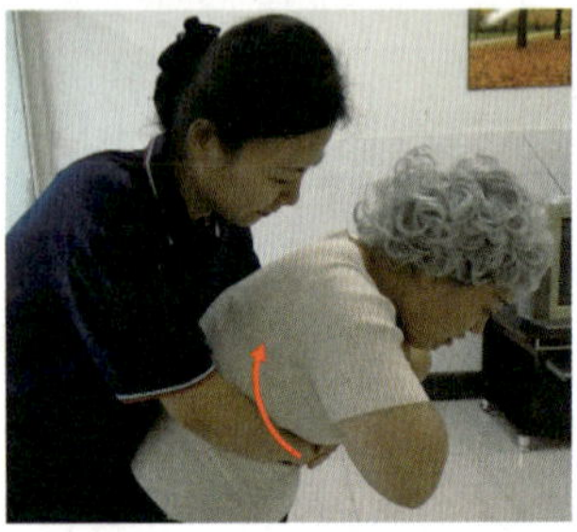

图1-54　施力方向

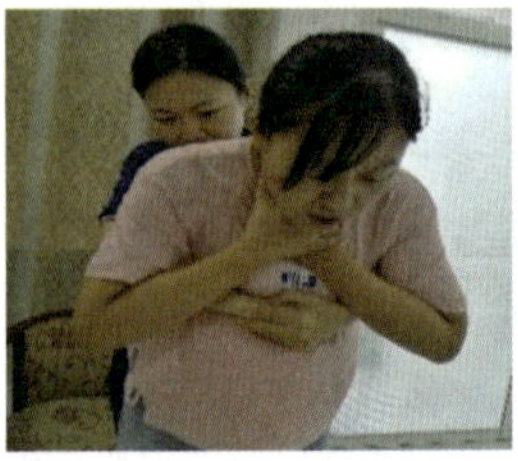

图1-55　胸部冲击法

续表

操作步骤与操作过程		要点说明与注意事项
6. 配合急救	◆专业医务人员赶到后积极配合医务人员进行救护	●做好向医务人员汇报的准备

五、评价

1. 救护及时有效，患者恢复气道通畅，且未对患者造成骨折或胸腔、腹腔内脏器损伤。
2. 操作熟练，动作、手法到位，充分体现专业素质。
3. 救护过程体现了安全意识和严谨认真的工作态度。

> **知识拓展**
>
> ### 自行腹部冲击法
>
> 当我们在进食或者是在其他情况下突然感觉气道被异物梗阻，此时务必要保持镇静，不要惊慌，更不能奔跑。如果在只有自己一人的情况下要使用自行腹部冲击法进行自救。一手握拳，放在肚脐上两横指，用拳头拇指侧顶住腹部，另一手紧握该拳，用力向内、向上冲击腹部（图1-56）。如果不成功，应上半身前倾，嘴巴张大，快速地利用自身身体力量，将上腹部倾压于椅背、桌沿、护栏或其他凸起的硬物之上，然后用力冲击腹部（图1-57），重复动作，直至异物排出。
>
>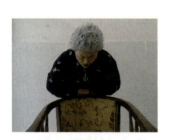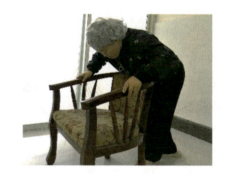
>
> 图1-56 自救法1　　　　　图1-57 自救法2

任务评价

成人气道异物清除术任务评价见表1-17。

表 1-17　成人气道异物清除术任务评价

项目	评价标准
知识掌握	说出气道异物梗阻的临床表现（10 分） 说出气道异物梗阻常见原因（6 分） 说出海姆立克急救法的原理（6 分） 说出不同情况使用什么种类的气道异物清除术（5 分） 说出不同气道异物清除术的注意事项（5 分） 回答熟练、全面、正确
操作能力	能迅速判断患者是否出现了气道异物梗阻（6 分） 能够观察患者情况并选择合适的气道异物清除术（5 分） 能用正确方法快速定位冲击的部位（10 分） 冲击的手法、方向正确（10 分） 能够判断患者是否出现意识丧失并进行心肺复苏（6 分） 操作要娴熟、正确、到位
人文素养	争分夺秒，有时间观念（10 分） 判断快速准确（5 分） 抢救工作忙而不乱，有条不紊，头脑要清晰（5 分） 有爱伤观念，不因抢救而粗暴操作（6 分） 抢救成功，第一时间安慰患者（5 分）
总分（100 分）	

同步测试

单项选择题

1. 气道完全梗阻不会出现以下什么表现（　　）。

    A. 咳嗽　　　　B. 不能咳嗽　　　　C. 不能说话

    D. 不能呼吸　　E. 不能发声

2. 腹部冲击法施力的方向为（　　）。

    A. 向内向上　　B. 向内向下　　　　C. 向下

    D. 向内　　　　E. 都可以

3. 刘某，女，妊娠 26 周，吃饭时大笑导致食物误入气道引起异物梗阻，不能呼吸，不能咳嗽。此时应采取的急救方法是（　　）。

    A. 立式腹部冲击法　　　　　　　B. 卧式腹部冲击法

    C. 胸部冲击法　　　　　　　　　D. 拍背

    E. 用手抠异物

4. 周某，男，76 岁，晚饭进食汤圆时不慎误入气道导致气道异物梗阻。家政服务员立即采取海姆立克急救法进行施救，其双手放置的位置应在（　　）。

    A. 胸骨中部　　　　　　　　　　B. 胸骨下段

C. 肚脐下方两横指　　　　　　　　D. 肚脐上方两横指

E. 肚脐

5. 家政服务员小王发现周爷爷进食时突然出现气道异物梗阻，实施海姆立克急救法时双手应（　　）。

A. 双手交叉相握

B. 一手握拳，另一手紧握该手的腕部

C. 一手握拳，以掌心侧紧顶住患者腹部，另一手紧握该拳

D. 一手握拳，以拇指侧紧顶住患者腹部，另一手紧握该拳

E. 都可以

任务二　婴儿气道异物清除术

任务描述

男婴，10个月，家政服务员在为其整理衣物时，婴儿误将一个小球放入口中，婴儿爷爷发现后立即试图掰开婴儿嘴巴，婴儿哭闹时突然不能发声，不能呼吸，口中未发现小球。家政服务员发现该状况，立即展开紧急救护。

工作任务：

家政服务员为婴儿实施气道异物清除术。

任务分析

完成该任务需要家政服务员具备急救意识和安全意识等职业素养；知悉气道异物梗阻的原因及表现，婴儿气道异物清除术的抢救流程等基本知识；实施病情判断、呼救、施救、效果判断等操作；达到尽快清除气道异物的目的。

婴儿气道异物清除术　　婴儿气管异物清除术

任务重点：冲击部位、操作手法及施力方向。

任务难点：冲击力度等安全问题。

相关知识

一、婴儿气道异物梗阻的相关知识

1. 婴儿气道异物梗阻的好发因素　　婴儿的吞咽功能发育不完善，牙齿未长齐；同时在

家庭急救技术

进食时容易啼哭、嬉笑、玩耍，还有些婴儿喜欢用手抓各种玩具塞到口中，这些都是婴儿容易发生气道异物阻塞的原因。

2. 婴儿气道异物清除术的原理　1岁以内婴儿躯干较小，骨骼发育不成熟，因此施救方法与成人不同，应使用背部拍击联合胸部冲击法进行施救。先采用背部拍击法，背部拍击的目的是为了让异物松动，同时使呼吸道内压力骤然升高，冲出异物。如果异物咳不出，就继续采用胸部冲击法，使肺内的残留气体向外流出，利于异物排出。

二、婴儿气道异物梗阻的预防

1. 不要给3岁以内小孩喂食果冻及一些小颗粒型的食品，如糖果、坚果等，纽扣、电池等小型物品要放在孩子拿不到的地方。
2. 不要把孩子吃的东西弄得过小，尽量做成条状。
3. 不要在吃东西时逗孩子，避免大笑时食物落入气道。
4. 不要在孩子哭闹时喂食。
5. 婴儿在进食时，旁边要有大人看护，不要让孩子独自一人进食。
6. 当孩子不想吃东西时，不要追着喂，严禁在跑动过程中给孩子喂食。

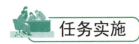

一、评估周围环境

1. 判断周围环境是否安全，以确保婴儿和自身的安全。
2. 去除危险因素，迅速带婴儿至安全区域。

二、判断患儿病情

1. 轻微阻塞，婴儿能咳嗽，但啼哭困难，有异样杂音。
2. 严重阻塞，婴儿不能发出任何声音，停止呼吸，无应答。

三、紧急呼救

1. 呼救家人或周围人并要求其立即拨打"120"急救电话。
2. 若独自一人，立即拨打"120"急救电话，拨通免提并徒手进行抢救。

四、实施

婴儿气道清除术操作流程见表1-18。

模块一　家庭突发重症救命技术

表1-18　婴儿气道清除术操作流程

操作步骤与操作过程		要点说明与注意事项
1. 背部拍击 图1-58　背部拍击法	拍背/冲胸法适用于有反应婴儿 ◆体位：施救者取坐位，将患儿骑跨并俯卧于急救者的一侧手臂上，以大腿为支撑，手指张开托住患儿下颌，打开气道并固定头部，保持婴儿头低于躯干位置 ◆拍击方法：用另一只手的掌根部在婴儿背部肩胛区用力拍击5次（图1-58）	• 手臂要紧贴自己的大腿，否则难以固定婴儿 • 固定婴儿头部时注意不要堵住婴儿口鼻 • 观察婴儿口内是否排出异物 • 动作不可粗暴，拍背后保护婴儿颈部
2. 胸部冲击 图1-59　胸部冲击法	5次背部拍击不能解除气道异物梗阻时 ◆体位：两臂夹紧婴儿将其翻转为仰卧位，使其仰卧于另一只手的前臂上，前臂放在大腿之上，使婴儿头部略低于躯干 ◆冲击手法：家政服务员用两手指按压两乳头连线中点下方，实施5次胸部冲击，每次1秒（图1-59）	• 翻转婴儿时应注意安全 • 如果发现患儿口中异物，可小心将其取出 • 如不能看到异物，继续交替使用背部拍击和胸部冲击法，直至异物排出
3. 实施心肺复苏	◆对于意识丧失、呼吸心跳停止的婴儿应立即按心肺复苏流程操作	• 原理同成人
4. 判断效果	◆婴儿排出异物 ◆呼吸道恢复通畅	• 注意观察有无其他症状
5. 安置患儿	◆若排出异物，安抚婴儿	• 减轻婴儿恐惧
6. 配合急救	◆专业医务人员赶到后积极配合医务人员进行救护	做好向医务人员汇报的准备

五、评价

1. 救护及时有效，婴儿恢复气道通畅，且未对婴儿造成任何二次损伤。
2. 操作熟练，动作、手法到位，充分体现专业素质。
3. 救护过程体现了安全意识和严谨认真的工作态度。

> **知识拓展**
>
> ### 歌曲《海姆立克的拥抱》
>
> "请不要直接拍背，更不要伸手去抠，这样只会让气道异物落得更加深。要对准肚脐上两厘米，一手握拳头，另一只手包住拳头快速挤压五次。如果是一个孩子，一手托后脑勺一手卡下巴把他翻过来，头朝下45度趴在你腿上，掌根拍打后背直到把异物咳出……"律动的节奏配合简单的歌词，海姆立克急救法的关键内容在歌曲中也得到了

家庭急救技术

知识拓展

完美的展现。这是江苏省人民医院陈彦医生和秦超医生携手创作的急救科普曲。这首《海姆立克的拥抱》MV 真正做到了寓教于乐，唤起大众对急救知识和技能的关注，提高大众学习的热情和兴趣，提高大众的急救科学素养。

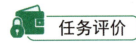

婴儿气道异物清除术任务评价见表 1-19。

表 1-19　婴儿气道异物清除术任务评价

项目	评价标准
知识掌握	说出婴儿气道异物梗阻的临床表现（5分） 说出婴儿气道异物梗阻常见原因（5分） 说出婴儿气道异物清除术的原理（5分） 说出背部拍击的注意事项（5分） 说出胸部冲击的注意事项（5分） 回答熟练、全面、正确
操作能力	能迅速判断婴儿是否出现了气道异物梗阻（5分） 能够观察婴儿情况并选择合适的气道异物清除术（5分） 能够正确地定位背部拍击的部位（8分） 背部拍击的手法、方向正确（8分） 能够正确地定位胸部冲击的部位（8分） 胸部冲击的手法、方向正确（8分） 能够判断婴儿是否出现意识丧失并进行心肺复苏（5分） 操作要娴熟、正确、到位
人文素养	争分夺秒，有时间观念（5分） 判断快速准确（5分） 抢救工作忙而不乱，有条不紊，头脑要清晰（5分） 有爱伤观念，不因抢救而粗暴操作（8分） 抢救成功，第一时间抚慰婴儿（5分）
总分（100分）	

同步测试

单项选择题

1. 家政服务员小胡在给 7 个月大的婴儿喂辅食时，因为婴儿爷爷逗小孩大笑，婴儿突然不能发声，不能呼吸，双目圆瞪。此时进行背部拍击的体位错误的是（　　）。

A. 婴儿头高于躯干的位置

B. 手指张开托住患儿下颌

C. 打开气道并固定头部

D. 患儿骑跨并俯卧于急救者的一侧手臂上

E. 以上都正确

2. 患儿，男，10个月，进食蛋黄时哭闹导致气道异物梗阻，家人进行施救时背部拍击的部位是（　　）。

A. 背部正中　　　B. 两肩胛骨中间　　　C. 两肩胛骨

D. 整个背部　　　E. 不能叩背

3. 为婴儿实施胸部冲击法时冲击部位是（　　）。

A. 两乳头连线中点下方　　　B. 胃区

C. 剑突处　　　D. 胸部凹陷处

E. 整个胸部都可以

4. 为婴儿实施胸部冲击法时冲击手法是（　　）。

A. 用掌根进行冲击　　　B. 一手握拳进行冲击

C. 用一指进行冲击　　　D. 用两指进行冲击

E. 没有特殊要求

5. 家政护理员喂食过程中发现婴儿出现噎食，但呼之不应，此时应该采取何种急救措施（　　）。

A. 背部拍击　　　B. 胸部挤压

C. 背部拍击联合胸部挤压反复进行　　　D. 心肺复苏

E. 拨打"120"急救电话并耐心等待

项目四　心跳骤停急救技术

【项目介绍】

当各种原因发生心跳骤停时，需要立即实施心肺复苏术，应在最短时间内恢复患者的心跳和呼吸。针对家庭中不同特征人群，其操作方法略有不同，根据救护人员数量可单人实施救护或双人实施救护。完成本项目需要进行单双人成人（成人、孕妇、老年人）心肺复苏术和儿童（婴儿、1岁至青春期儿童、青少年）心肺复苏术。若家庭或周边区域配有自动体外除颤器，还应第一时间进行除颤，提高救助成功率。

【知识目标】

了解引起心跳骤停常见的原因；

熟悉心跳骤停的基本临床表现；

掌握心肺复苏术、自动体外除颤器使用的原理和特点。

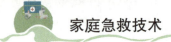 家庭急救技术

【技能目标】

能快速、准确地判断患者病情；
能娴熟、规范、快速地实施救护；
能正确、全面地判断复苏效果。

【素质目标】

具有敢救会救的勇气和仁心，提升心肺复苏成功率；
具有时间就是生命、分秒必争的急救意识；
具有操作快而不慌、忙而不乱、有条不紊的心理素质；
具有保护患者和周围人群的安全意识；
具有反复练习能够精准以秒计速的工匠精神。

任务一 心肺复苏术

任务描述

王爷爷坐在家中沙发上观看足球比赛，因情绪过于激动致心脏病发作而猝倒在地，意识丧失。家政服务员小王发现该状况，立即展开紧急救护。

工作任务：

家政服务员为王爷爷进行心肺复苏。

任务分析

完成该任务需要家政服务员具备急救意识和爱伤观念等职业素养；知悉心跳骤停原因、临床表现、心肺复苏原理与抢救流程等基本知识；实施病情判断、呼救、体位摆放、胸外心脏按压、开放气道、人工呼吸、复苏效果判断等操作；达到尽快恢复患者的意识、心跳和呼吸的目的。

任务重点： 胸外心脏按压、开放气道、人工呼吸。
任务难点： 病情判断和复苏效果的判断。

心肺复苏术　　心肺复苏术
　　　　　　　视频资源

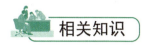 **相关知识**

一、心脏骤停基本知识

心跳骤停是指心脏在正常或无重大病变的前提下，受到严重打击而引起的心脏有效收缩和泵血功能的突然停止，大动脉搏动与心音消失，重要器官（如脑）严重缺血、缺氧，导致生命终止。这种突然的死亡，医学上又称之为猝死。

（一）心跳骤停的临床表现

1. 意识突然丧失或伴有短阵的抽搐。
2. 脉搏消失，血压测不出，心音消失，心电图改变。
3. 呼吸断续呈叹息样，约在心跳骤停后30秒内呼吸停止。
4. 瞳孔散大，面色苍白或发绀。
5. 脑电图低平，出现痉挛性强直。

（二）心跳骤停的常见原因

1. 心源性

即各种心血管疾病。成人最为常见的为冠心病，其次如扩张型心肌病、先天性心脏病、心瓣膜病等。儿童心源性猝死原因中以肥厚型心肌病、冠状动脉异常、心律失常最为常见。

2. 非心源性

（1）淹溺：特别是儿童，在家长疏于看管时不慎落水引起淹溺。

（2）电击：触碰到漏电电线、意外事故中折断的电线、闪电或者接触某些带电体等引起电击。

（3）气道异物：尤其是儿童，在口含小玩具、各类坚硬食物时，突然大笑或摔倒致异物误入气道引起气道异物梗阻，严重者呼吸、心跳骤停。

（4）麻醉和手术中的意外：因缺氧及大量失血而心跳骤停。

（5）药物中毒：如洋地黄、奎尼丁、灭虫灵等药物中毒都可引起心跳骤停。

（三）心跳骤停时间对人体的影响

当心跳停止10~20秒，患者的意识丧失；20~40秒，患者的呼吸停止；60秒，患者的瞳孔散大；4~6分钟，脑细胞出现不可逆性的死亡。

二、心肺复苏基本知识

心肺复苏是指心跳、呼吸骤停和意识丧失等意外情况发生时，给予迅速而有效的人工呼吸与心脏按压，使呼吸循环重建并能积极保护大脑，最终使大脑智力完全恢复的一项救护技术。即通过胸外按压、口对口人工呼吸使人恢复心肺功能的一项技能操作。

（一）复苏开始时间对存活率的影响

4分钟内开始复苏，成功率达50%；4~6分钟开始复苏，成功率下降为10%；6分钟以后开始，成功率仅为4%；10分钟以后进行复苏，患者生还机会非常渺茫，成功率几乎为零。

（二）基本操作内容

1. 判定患者意识　观察患者是否睁眼、发出声音、肢体运动情况等，若无以上活动即为意识丧失。

2. 判断大动脉搏动及呼吸　通过判断动脉搏动来反映血液循环情况，以判断颈动脉为主；在判断脉搏的同时判断呼吸，当脉搏消失、呼吸消失或仅为叹息样呼吸，即可展开救护。

3. 呼救帮助　呼救家庭其他成员帮忙，或拨打"120"急救电话求救。在拨打"120"急救电话时要重点说明患者的位置、年龄、病情、受伤原因、伤情及目前的抢救措施等，以便医务人员准确接收信息和快速准确地到达现场。

4. 安置患者体位　若患者仅为意识丧失陷入昏迷状态，为保证呼吸道通畅，防止异物或呕吐物进入肺部而引起窒息，应安置头偏向一侧的稳定体位。若意识丧失、呼吸心跳停止则取去枕平卧位，便于进一步抢救。

5. 胸外心脏按压（简称C）　在心搏刚骤停的几分钟内，通过在胸外对心脏有节律地进行有效按压可使心脏重新恢复跳动，可使心排血量达到正常的25%~30%，脑血流量达正常的30%，能保证机体最低限度的需要，从而保住生命。

6. 开放气道（简称A）　为更好地实施人工呼吸必须先开放气道，若口、鼻腔有异物可先清除异物再开放气道。开放气道常用3种方法，颈部无损伤宜采用仰头举颏法和仰头抬颈法；颈部有损伤采用双手抬下颌法，以下颌上提为主，禁止将患者头部后仰及左右转动，以免损伤脊髓。

7. 人工呼吸（简称B）　是指当自主呼吸停止时通过人工呼吸使空气有节律地进入肺内，利用胸廓和肺组织的弹性回缩使进入肺内的气体呼出，如此周而复始以代替自主呼吸。方法有口对口吹气法、口对鼻吹气法和口对口鼻吹气法、口对通气管法、面罩法、简易呼吸器法等。家庭急救中最常用口对口、口对鼻和口对口鼻吹气法，尤其是口对口法最常用，简便易掌握，且气体交换量大，接近或等于正常人呼吸气体量。

8. 复苏成功的指征　可扪及患者大动脉搏动；测患者肱动脉收缩压≥60毫米汞柱；患者瞳孔缩小，对光反射存在；患者心电图恢复正常；患者知觉、反射、自主呼吸恢复；患者缺氧改善，面色、口唇、甲床皮肤色泽转红。

三、预防要点

1. 了解心跳骤停的早期症状，及时就医诊断。
2. 定期体检，随时了解身体状况，尤其是老年人心血管状况。
3. 日常生活积极锻炼，戒烟限酒，合理饮食，保证充足的睡眠。
4. 儿童避免在自然水域游泳或在浅水区跳跃、潜泳，不宜在低温水域游泳，不宜独自在河边或水库边玩耍。家长对儿童进行防淹溺知识教育。
5. 做好家庭用电安全防护，安装插座不宜过低，经常检查家庭电路，外出及时断电。

任务实施

一、评估周围环境

1. 判断周围环境是否安全，有无高空坠落物或其他危险因素等，以确保患者和自身的安全。
2. 去除危险因素，如断电、移开障碍物或移动至安全区域等，但不宜耽误较长时间。若儿童出现气道异物梗阻，应立即实施海姆立克急救法清除异物；若儿童出现溺水，立即从水域救出；若儿童出现电击等应立即断电或远离电源；不宜耽误较长时间。

二、判断患者病情

1. 评估患者的意识　轻拍肩部，附耳重唤。轻拍可避免患者造成二次损伤，重唤可避免患者听不见（图1-60）；婴儿可拍打足底，无反应即视为意识丧失，时间不超过5秒。
2. 判断循环　用手指从喉结处（气管正中部）向一侧旁开两指（2~3厘米）至胸锁乳头肌前缘凹陷处，触摸一侧颈动脉，触摸时间为5~10秒，一般不超过10秒。对于儿童，包括青少年、1岁至青春期儿童、1岁以下婴儿（不包括新生儿），若颈动脉不易确认也可选择检查股动脉，其方法为将两手指放在大腿内侧腹股沟中部位置；婴儿还可检查手臂肘部内侧的肱动脉，时间为5~10秒。
3. 判断呼吸　在判断循环的同时判断呼吸，通过一听（听呼吸音）、二看（看胸廓起伏）、三感（用面颊感觉气流从鼻孔通过）的方法进行判断。

三、紧急呼救

1. 呼救家人并要求其立即拨打"120"急救电话，家政服务员同步实施心肺复苏术。
2. 若家庭无任何人，可先进行心肺复苏术，5个循环后再拨打"120"急救电话（图1-61）。

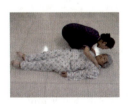
图1-60　判断意识

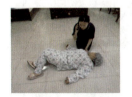
图1-61　拨打"120"急救电话

3. 用物准备：就地取材，包括纱布（或小手绢、单层布料）、手电筒、硬木板、血压计、速干洗手液、矮凳子。可请家人准备用物，若无用物可徒手操作。

四、实施

心肺复苏术操作流程见表1-20。

表 1-20 心肺复苏术操作流程

操作步骤与操作过程	要点说明与注意事项
1. 安置体位 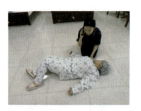 图 1-62 仰卧位 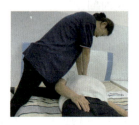 图 1-63 膝盖顶起孕妇侧卧 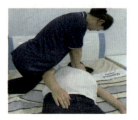 图 1-64 软枕垫压孕妇侧卧	◆一般人群非仰卧位猝倒：家政服务员站在患者的一侧，将患者的双上肢向上伸直，再将外侧下肢搭在内侧下肢上，家政服务员一手固定在患者的后颈部，另一手固定在其外侧腋部，稍用力将患者翻成仰卧位（图 1-62） ◆一般人群仰卧位猝倒：若在地面抢救，头、颈、躯干在一条直线，双手放于身体两侧；若在床面抢救，需要去枕平卧放于硬板床，无硬板床则身下可放置按压板，解开衣领、腰带，暴露患者胸腹部 ◆28 周以上孕妇猝倒 先取仰卧位：方法同一般人群 后调整体位：双人施救时一人在左侧进行心脏按压，另一人在右侧将孕妇肚子往左边推，以推到身体中线为宜；若一人按压，则站在右侧将孕妇右背部抬高 30°再实施按压（图 1-63），或者用自己的膝盖及大腿将孕妇右背部顶起约 30°再实施按压（图 1-64）	• 转动患者身体时必须整个身体同时转动，避免身体扭曲，以防脊髓损伤 • 患者需要仰卧在较硬平面上，无硬板床则身下可放置按压板或较硬的木板或纸板，使头部低于胸部，以免气道梗阻或脑血流量灌注减少 • 注意保护子宫和胎儿 • 因子宫和胎儿重量会压迫右侧下肢大血管，使全身血流量下降 20%～30%，影响回心血量，进而影响复苏的效果 • 加强观察，随时注意孕妇的反应
2. 心脏按压 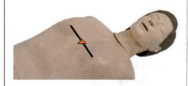 图 1-65 乳头连线中点法 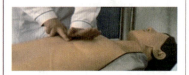 图 1-66 胸骨切迹上两横指法	立于患者右侧，实施按压 ◆按压部位 成人、青少年：胸骨中下 1/3 交界处 1 岁至青春期儿童：同上 婴儿：胸部中央 ◆定位方法： 成人、青少年：两乳头连线中点（图 1-65）或胸骨切迹上两横指上方（一般以右手中、示指并拢，指尖沿右侧肋弓下缘上移至胸骨下切迹处，即两侧肋弓交点处，两指紧靠，左手的掌根紧贴右手示指，放于患者胸骨上）（图 1-66），又称为双掌跟法 1 岁至青春期儿童：同上 婴儿：乳头连线正下方	• 两乳头连线法快速简便，但不适用于老年女性；胸骨切迹上两横指上方法适用于全部人群，但相较速度略慢

续表

操作步骤与操作过程	要点说明与注意事项
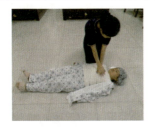 图1-67 双掌跟法 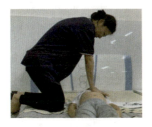 图1-68 单掌跟法 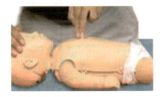 图1-69 双手指垂直按压法 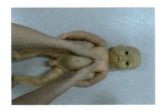 图1-70 双手拇指环绕法	◆按压方法： 成人、青少年：两手掌根部重叠，手指翘起不接触胸壁，上半身前倾，两臂伸直，垂直向下用力（图1-67） 1岁至青春期儿童：同上双掌跟法，也可采用单掌跟法（图1-68） 婴儿：单人施救时用2根手指垂直按压（图1-69），双人施救时两施救者双手拇指环绕垂直按压（图1-70） ◆按压幅度 成人、青少年：胸骨下陷至少5厘米 1岁至青春期儿童：胸廓前后径的1/3（约5厘米） 婴儿：胸廓前后径的1/3（约4厘米） ◆按压频率：100~120次/分 ◆按压次数 成人、青少年：30次 1岁至青春期儿童：单人施救时按压30次，双人施救时按压15次 婴儿：单人施救时按压30次，双人施救时按压15次	• 按压力量适宜，不可过重、过猛，以免造成肋骨骨折，也不可过轻，达不到按压效果；按压和放松时手掌都不要离开原部位；按压和放松时间相等，为1∶1；每次按压后必须使胸壁充分回弹；按压要持续不可中断，若中断，中断不超过10秒 • 儿童按压注意力度，避免骨折 • 保证心脏充分按压，既保证心脏跳动频率，又保证胸廓充分回弹
3. 开放气道 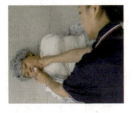 图1-71 清理分泌物	◆清除异物：头偏向一侧，检查口腔，清除口腔异物（图1-71），取出活动义齿	• 清除口腔内异物或呕吐物时不可占用过多时间

续表

操作步骤与操作过程		要点说明与注意事项
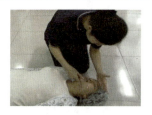 图 1-72　仰头抬颏法 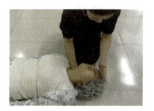 图 1-73　仰头抬颈法 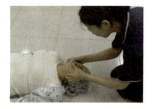 图 1-74　双手托下颌法	◆开放气道：3 种方法选其一 仰头抬颏：将一手掌小鱼际置于患者前额，下压使其头部后仰，另一手的示指和中指于靠近颏部的下颌骨下方，将颏部向前抬起，使头部后仰，使气道开放（图 1-72） 仰头抬颈：患者仰卧，抢救者一手抬起患者颈部，另一手以小鱼际下压患者前额使其头后仰，使气道开放（图 1-73） 双手抬颌：患者平卧，抢救者用双手从两侧抓紧患者的双下颌并托起，使头后仰，下颌骨前移，即可打开气道，两拇指轻推下唇，使口微张（图 1-74）	• 上提下颌骨的示指和中指尖不要深压颏下的软组织，以免阻塞气道 • 不能过度上抬下巴颏，以免造成口腔闭合，开放气道的程度以下颌角到耳垂间的连线与地面垂直为标准 • 开放气道要在 3~5 秒完成，且心肺复苏全过程始终保持气道通畅 • 动作轻柔快速，避免粗暴造成损伤
4. 人工呼吸 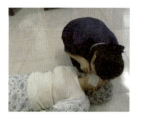 图 1-75　人工呼吸	常选用口对口人工呼吸，1 岁以内的婴儿可采取口对口鼻人工呼吸法 ◆吹气手法：一手捏紧患者鼻孔，另一手拇指下拉口唇，嘴张开，深吸一口气，用嘴包紧患者的嘴（鼻）用力吹气（图 1-75），直至患者胸廓抬起，吹气毕，观察胸廓起伏 ◆吹气次数：连续 2 次 ◆吹气频率：10~12 次/分 ◆潮气量：500~600 毫升/次	• 如患者口腔有严重外伤或牙关紧闭可口对鼻吹气 • 吹气力量一般以吹气时患者的胸廓稍微隆起为宜 • 条件允许可放一块叠两层厚的纱布，或单层的薄手帕，可保持卫生，但不可过厚而影响空气出入 • 吹气毕松开捏鼻的手，胸廓回弹，使气体呼出
5. 判断效果	◆操作 5 个循环后判断复苏效果 ◆触摸颈动脉，测量上肢血压 ◆判断自主呼吸 ◆用手电筒从外眼角到内眼角照射患者的瞳孔，观察瞳孔变化和对光反射情况	• 按压与人工呼吸之比 30∶2，连续 5 个循环；1 至青春期儿童和 1 岁以下婴儿心肺复苏时，若只有 1 名施救者则胸外心脏按压与人工呼吸之比为 30∶2，若有 2 名以上施救者则胸外心脏按压与人工呼吸之比为 15∶2

续表

操作步骤与操作过程		要点说明与注意事项
	◆观察面色、口唇、甲床和皮肤色泽	●若复苏不成功则继续实施心肺复苏直到成功或专业人员赶到
6. 安置患者	◆帮患者穿好衣服，枕上枕头，头偏向一侧，盖好盖被，安慰患者	●安置患者于合适的体位，以促进舒适，减轻恐惧
7. 整理记录	◆整理用物，洗手，记录复苏成功时间	●用物初步分类处理
8. 配合急救	◆专业医务人员赶到后积极配合医务人员进行救护	●做好向医务人员汇报的准备

五、评价

1. 救护及时有效，且未对患者造成任何二次损伤。
2. 操作熟练，动作、手法到位，充分体现专业素质。
3. 救护过程体现了安全意识和严谨认真的工作态度。

> **知识拓展**
>
> **中国心肺复苏周**
>
> 在我国能够掌握心肺复苏急救技能的人不足1%，远低于欧美国家，急救"荒"和急救"慌"成为现代人生命不可承受之殇。对于心脏骤停患者而言，现场第一目击者具备的急救知识、技能和行为意义重大。但实际情况是很多第一目击者不敢救也不会救。为让更多的人消除此顾虑，勇敢救、大胆救，《中华人民共和国民法典》规定"因自愿实施紧急救助行为造成受助人损害的，救助人不承担民事责任"，其用意是鼓励善意救助伤病的高尚行为。2020年6月1日，中国医学救援协会、中国心血管健康联盟、中国胸痛中心联盟联合提议将每年6月1日至7日设立为"中国心肺复苏周"，希望通过向全民科普心肺复苏知识与技能，以提升民众急救意识，提高院外心脏骤停救治的成功率，从而改进我国心脏急救现状，助力健康中国。

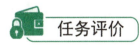

心肺复苏术任务评价见表1-21。

家庭急救技术

表1-21 心肺复苏术任务评价

项目	评价标准
知识掌握	说出胸外心脏按压的注意事项（8分） 说出人工呼吸的原理（3分） 说出人工呼吸的注意事项（3分） 说出开放气道的原理（3分） 说出开放气道的注意事项（3分） 说出心肺复苏的成功标准（3分） 回答熟练、全面、正确
操作能力	能迅速判断不同人群心跳骤停时的意识，不超时、做到轻拍重唤（5分） 能正确找到颈动脉或其他动脉，判断不超时（5分） 能用正确方法快速定位不同人群心脏按压的部位（5分） 不同人群心脏按压频率、深度、次数、姿势正确（10分） 能有效清理呼吸道，清除所有口鼻分泌物（6分） 检查患者颈部情况，并选择合适的方法开放气道（6分） 能为不同人群正确实施人工呼吸，频率、次数合适，潮气量准确（4分） 正确判断心肺复苏的效果，包括意识、肤色、循环等（5分） 操作要娴熟、正确、到位
人文素养	争分夺秒、分表必争，有急救的时间观念（10分） 判断快速准确（5分） 抢救工作忙而不乱，有条不紊，头脑要清晰（5分） 有爱伤观念，避免动作粗暴（6分） 抢救成功，第一时间安慰患者（5分）
总分（100分）	

同步测试

单项选择题

1. 成人胸外心脏按压频率为（　　）。
   A. 60次/分　　　　B. 80次/分　　　　C. 100~120次/分
   D. 至少120次/分　　E. 至少140次/分

2. 成人施行心肺复苏时，按压/通气比例为（　　）。
   A. 15：2　　　　　B. 30：2　　　　　C. 60：2
   D. 90：2　　　　　E. 100：2

3. 成人心肺复苏时打开气道的最常用方式为（　　）。
   A. 仰头抬颏法　　　B. 双手推举下颌法　　C. 托颏法
   D. 环状软骨压迫法　E. 仰头举颈法

4. 成人心脏按压的部位为（　　）。
   A. 双乳头连线正下方胸部中央　　　　B. 心尖部
   C. 胸骨中下1/3交界处　　　　　　　D. 胸骨左缘第五肋间

E. 胸骨右缘第二肋间

5. 心肺复苏时，评估循环的时间是（　　）。
   A. 至少 5 秒　　　　B. 至少 3 秒　　　　C. 至少 10 秒
   D. 10 秒　　　　　　E. 5~10 秒

6. 双人施救时婴儿胸外心脏按压方法为（　　）。
   A. 单掌跟法　　　　B. 双掌跟法　　　　C. 双手指法
   D. 双拇指环绕法　　E. 单手法

7. 单人施救时婴儿心脏按压与人工呼吸的比例为（　　）。
   A. 15：2　　　　　　B. 30：2　　　　　　C. 60：2
   D. 90：2　　　　　　E. 100：2

8. 双人施救时婴儿心脏按压与人工呼吸的比例为（　　）。
   A. 15：2　　　　　　B. 30：2　　　　　　C. 60：2
   D. 90：2　　　　　　E. 100：2

9. 婴儿心脏按压的部位为（　　）。

A. 双乳头连线正下方胸部中央

B. 心尖部

C. 胸骨中段

D. 胸骨左缘第五肋间

E. 胸骨右缘第二肋间

10. 婴儿心肺复苏中人工呼吸的方式最好选用（　　）。
    A. 口对口　　　　　B. 口对口鼻　　　　C. 口对鼻
    D. 口对面罩　　　　E. 口对通气管

任务二　自动体外除颤器的使用

任务描述

家政服务员小吴陪王爷爷在公园健身，王爷爷因运动剧烈致心脏病发作而猝倒在地，意识丧失。家政服务员小吴立即实施心肺复苏，同时呼救路人帮忙拨打"120"急救电话并取来公园内配置的自动体外除颤器，立即进行体外除颤。

工作任务：

家政服务员为王爷爷进行体外除颤。

家庭急救技术

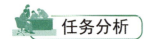

任务分析

完成该任务需要家政服务员具备急救意识、安全意识及爱伤观念等职业素养；知悉体外自动除颤器的原理、特点、构造、除颤技术内容等知识；实施病情判断、呼救、打开电源、贴电极片、除颤、复苏效果判断等操作；达到尽快恢复患者的意识、心跳和呼吸的目的。

任务重点： 电极片粘贴位置。

任务难点： 除颤意识、安全意识。

自动体外除颤 体外自动除颤
仪的使用 仪的使用

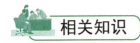

相关知识

一、自动体外除颤器基本知识

自动体外除颤器（Automated External Defibrillator，AED）是一种便携式的医疗设备，又称为自动体外电击器、心脏除颤器、自动除颤器、自动电击器或傻瓜电击器（图1-76）。它可以诊断特定的心律失常，并且给予电击除颤，是可被非专业人员使用的用于抢救心跳骤停患者的医疗设备。

（一）自动体外除颤器的特点

相对于传统除颤器，AED最大特点是无须使用者具备判读心电图的能力，可以经内置的电脑来分析和确定患者是否需要予以电除颤。

AED包括心脏节律分析和电击咨询两大系统，通过置于胸部的电极片自动感知心脏的节律，自动判断并建议是否需要电除颤，并通过语音动能提示救助者在需要时按下"放电"或"除颤"键除颤。有些型号的全自动体外除颤器不需要操作者按"放电"或"除颤"键，只要接通电源，就能透过电极片自动分析患者的心律，在需要时自动发放高能量电流，自动完成除颤。AED的语音提示和屏幕显示功能使除颤操作更简便易行。

（二）公共场所配备除颤器的意义

1. 在公共场所如商场、公园、校园等配备除颤器，一方面给民众配备了急救仪器设备，另一方面传达了一种由现场目击者率先介入进行有效施救的急救观念。

2. 扩大了除颤器使用者的范围，让更多的民众掌握AED使用方法。

3. 最大限度缩短院外除颤延迟时间，提高院外心跳骤停抢救效率。

4. 心脏骤停时最常见的心律失常是心室颤动，而电除颤是终止心室颤动最有效的方法。除颤的时机是治疗心室颤动的关键，每延迟除颤1分钟，复苏成功率下降7%~10%。

(三) 自动体外除颤器构造

1. AED 面板　一般有 3 个按钮，包括开关键、分析键和电击键。某些 AED 只有开关键和电击键，或者有些 AED 只有电击键（图 1-77）。某些 AED 有语音和文字提示屏幕。

2. 电极片选择　成人电极片直径 8~13 厘米，婴儿电极片直径 4.5 厘米；儿童 1 岁以上或体重大于 10 千克者，可用成人电极片；儿童 8 岁以上或体重超过 25 千克者用成人电极片。

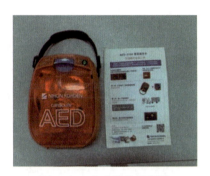

图 1-76　自动体外除颤器

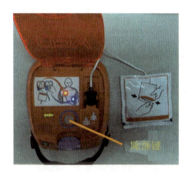

图 1-77　AED 电击键

二、除颤技术基本知识

（一）除颤时能量

自动体外除颤器多用双相波，一般为 120~200 焦耳。

（二）除颤机制

除颤机制是利用除颤器瞬间释放高压电流经胸壁到心脏，使心肌细胞瞬间同时除极，终止导致心律失常的异常折返或异位兴奋灶，从而恢复正常心律。

（三）除颤与心肺复苏

1. 对目击的心跳骤停，立即进行心肺复苏，并尽早取来除颤器。除颤器取来后立即停止心肺复苏进行除颤，除颤后继续心肺复苏。

2. 对非目击的心跳骤停（>4 分钟），则应先进行 5 个循环 30∶2 的心肺复苏，然后再给予除颤，主要目的是先使心脏获得灌注后更有效地除颤。除颤之后应立即给 5 个循环 30∶2 的高质量心肺复苏，之后再检查脉搏和心律，必要时再进行电击除颤。

（四）特殊人群 AED 的使用

对于 8 岁以下、体重小于 25 千克的儿童需要使用特殊儿童用除颤器，其配有儿童衰减器系统，可减少电击能量以适用于儿童；对妊娠女性进行除颤时，除颤能量、电极板大小及位置与普通成年患者相同，若有胎儿或子宫监测仪，在除颤前应先将上述设备移开。

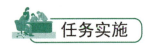

一、评估周围环境

1. 判断周围环境是否安全，同心肺复苏术。
2. 检查周围是否有导电物质，以免水、金属物体等导电物体将患者与抢救者或与旁观者相连。
3. 检查周围有无汽油、天然气等可燃性液体及气体，以免影响除颤。

二、判断患者病情

评估患者的意识、循环、呼吸等，确定患者心跳骤停立即进行心肺复苏术。

三、紧急呼救

1. 呼救路人帮忙拨打"120"急救电话，取来 AED，家政服务员同步实施心肺复苏术。
2. 若无路人或路人不会取 AED，在明确 AED 位置的前提下家政服务员实施心肺复苏 5 个循环后自行取 AED。
3. 若路人会心肺复苏，则双人配合，家政服务员继续心肺复苏，路人取回 AED 并做好除颤的准备。

四、实施

AED 除颤技术操作流程见表 1-22。

表 1-22　AED 除颤技术操作流程

操作步骤与操作过程		要点说明与注意事项
1. 取出 AED 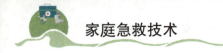 图 1-78　取出 AED	◆找到 AED 存放位置 ◆打开 AED 包或盒子 ◆取出 AED（图 1-78），若双人施救，则将 AED 放在患者耳旁，一般在左侧；若单人施救则将 AED 放在右侧（抢救侧）	• 为保护除颤器，一般将除颤器置于盒子内或包内，公共区域 AED 多将盒子固定在墙壁上 • 双人施救时，便于安放电极，一般在左侧进行除颤，同时也便于右侧同步实施心肺复苏
2. 打开电源	◆按开机键（电源开关） ◆听到语音提示，确认 AED 开机；一般除颤器也有显示屏，若没有语音提示时可根据显示屏文字提示操作	• 部分除颤器在打开手提包或除颤器盒子时会自动打开电源 • 聋哑人或听力障碍者适用于文字提示

续表

操作步骤与操作过程		要点说明与注意事项
3. 贴电极片 图 1-79 电极片位置	◆ 确认胸部皮肤：解开或剪开患者衣物，使患者前胸部完全暴露 胸部有水：用干抹布或者干的衣物擦去胸部表面的水 胸毛过多：如果患者胸毛过多，应用力按压电极片使之充分贴服；如果接触不良，应迅速撤掉电极片，利用黏性拔出胸毛，然后更换新的电极片 ◆ 移除胸部异物：将患者胸前的表链、徽章等金属物去除。不能拿掉的用物如珠宝饰物等应该从前胸移开 ◆ 贴电极片：将电极片上的透明塑料垫片撕下，按照电极片上的图示贴电极片（图 1-79） 前电极：右上胸锁骨下贴胸骨右缘 侧电极：左下胸，电极片的中心点平腋中线，而上沿不超过乳头的连线	• 电极片不得贴在衣服上，需要和皮肤直接相连 • 水分影响除颤效果且易致电极片脱落；清除时注意轻擦，无须过于干燥 • 胸毛过多影响粘贴效果且易脱落 • 避免动作过于粗暴 • 确保胸前没有异物，以免影响电击，使除颤能量减弱或散失 • 若胸部有药物贴片或埋植有起搏器，则须将电极片贴在远离上述物体至少 2.5 cm 处 • 电极片贴放位置必须正确，确保除颤有效
4. 插电极插头	◆ 将电极板插头插入 AED 主机插孔	• 插入插孔底部确保通电 • 部分 AED 无须插电直接通电
5. 自动分析心律	◆ 自动分析心律：电极板正确连接后，AED 可自动分析心律 ◆ 提示是否除颤：分析完毕后，AED 会根据分析的结果，自动通过语音提示或文字提示发出是否进行除颤的建议	• 分析心律时不要接触患者。若在行驶的车上，AED 无法分析心律时，须先将车停稳再使用 • AED 具有自动分析功能
6. 除颤 图 1-80 按除颤键	◆ 再次检查周围，提醒并确认自己和周围人均无接触患者 ◆ 进行除颤 半自动型体外除颤器：按"放电"或"除颤"键进行除颤（图 1-80） 全自动型体外除颤器：无须按键即可自动完成除颤	• 避免自身及周围人员引起电击，造成损伤 • 除颤时若患者吸氧，则将氧气瓶关掉或移开 • 患者除颤后会抖动，正常人被电击会导致心律失常或击昏
7. 继续心肺复苏	◆ 除颤后继续心肺复苏，连续 5 个循环 ◆ 根据病情确定是否继续除颤	• AED 会每 2 分钟分析一次心率，便于实施心肺复苏
8. 判断效果	◆ 同成人心肺复苏术	
9. 安置患者	◆ 救护成功后帮助患者身体侧躺，不可撕下电极片 ◆ 减少过多人围观 ◆ 等待急救车和专业急救人员到来	• 以便继续除颤时使用，同时也可监测心律 • 减少对患者病情影响
10. 整理 AED	◆ 整理 AED，洗手，记录复苏成功时间	• 及时放回

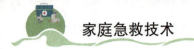

续表

操作步骤与操作过程		要点说明与注意事项
11. 配合急救	◆专业医务人员赶到后积极配合医务人员进行救护	●做好向医务人员汇报的准备

五、评价

1. 救护及时有效,未造成自身及周围人员电击伤。
2. 操作熟练,除颤器使用方法正确,充分体现专业素质。
3. 救护过程体现了安全意识和严谨认真的工作态度。

知识拓展

穿戴式自动除颤器

穿戴式自动除颤器(Wearable Cardioverter Defibrillator,WCD)可以将自动除颤器和电极穿戴在患者自己身上,无须外部协助,可自动实时监测患者的心电信号,如患者出现危及生命的心律信号时,可自动进行电击除颤,实现心律的转复。WCD使用电池供电,内置由贴身背心式电极带和有警报系统的心电信号除颤监护器,其中电机带有3个心电信号电极和两个除颤放电电极。除洗澡外可全天穿戴,应用简便无创。

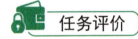

自动除颤器操作任务评价见表1-23。

表1-23 自动除颤器操作任务评价

项目	评价标准
知识掌握	说出自动体外除颤器的特点(8分)
	说出自动体外除颤器的意义(3分)
	说出自动体外除颤器的能量选择(3分)
	说出自动体外除颤器的基本构造(3分)
	说出自动体外除颤器的机制(3分)
	说出特殊人群自动体外除颤器的要点(3分)
	回答熟练、全面、正确
操作能力	能迅速判断周围环境(5分)
	能迅速去除危险因素(5分)
	能正确打开除颤器(5分)
	能准确判断语音提示(6分)
	能有效确保皮肤完整干燥(6分)
	能正确贴电极片(10分)

项目	评价标准
操作能力	能正确实施除颤（4分） 能继续进行心肺复苏（5分） 操作要娴熟、正确、到位
人文素养	有时间观念，快速取除颤器（10分） 确保周围环境安全，有安全意识（6分） 有爱伤观念，不因抢救而粗暴操作（10分） 抢救成功，第一时间安慰患者（5分）
总分（100分）	

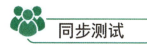

同步测试

单项选择题

1. 自动体外除颤器电击能量一般为（　　）。
   A. 100~120焦耳　　B. 120~200焦耳　　C. 200~300焦耳
   D. 300~360焦耳　　E. 300~500焦耳

2. 成人电极直径（　　）。
   A. 5~10厘米　　B. 10~13厘米　　C. 8~13厘米
   D. 15~20厘米　　E. 20~25厘米

3. AED前电极片贴放位置为（　　）。
   A. 右上胸锁骨下贴胸骨右缘　　B. 左上胸锁骨下贴胸骨右缘
   C. 右上胸锁骨上贴胸骨右缘　　D. 左上胸锁骨上贴胸骨右缘
   E. 右上胸锁骨下贴胸骨左缘

4. AED侧电极片贴放位置（　　）。
   A. 左下胸，电极片的中心点平腋中线，而上沿不超过乳头的连线
   B. 右下胸，电极片的中心点平腋中线，而上沿不超过乳头的连线
   C. 左下胸，电极片的中心点平腋后线，而上沿不超过乳头的连线
   D. 左下胸，电极片的中心点平腋后线，而上沿不超过乳头的连线
   E. 左下胸，电极片的中心点平腋前线，而上沿不超过乳头的连线

5. 以下关于贴电极片注意事项的说法错误的是（　　）。
   A. 确认胸部皮肤　　B. 解开或剪开衣物
   C. 用干抹布或衣物擦去胸部表面的水　　D. 移除胸部异物
   E. 无须去胸毛

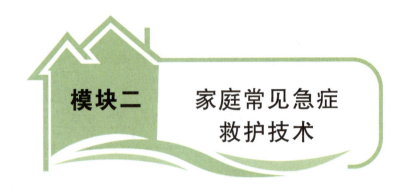

模块二　家庭常见急症救护技术

项目一　全身性急症救护技术

【项目介绍】

当各种原因引发全身性急症时，需要立即实施救护，应在最短时间内恢复或缓解急症引起的生命体征异常或疼痛，根据全身性急症的种类不同，有针对性地实施救护措施。完成本项目需要实施高热的救护技术和各种常见急性疼痛的救护技术。

【知识目标】

了解引起全身性急症的原因；
熟悉全身性急症的临床表现；
掌握全身性急症救护的各操作环节和注意事项。

【技能目标】

能快速、准确地判断全身性急症发作时的病情；
能快速地实施各项救护技术；
能正确、全面地进行救护效果的判断。

【素质目标】

具有敢救会救的胆识和爱心，提升全身性急症救护有效率；
具有时刻保护的安全意识；
具有操作有条不紊、忙而不乱的综合处理能力；
具有精益求精、一丝不苟的工匠精神。

模块二　家庭常见急症救护技术

任务一　高热惊厥

任务描述

萱萱，4岁，上幼儿园中班，因感冒发热没有入园。午餐后家政服务员小李哄其入睡，萱萱在床上翻来翻去，难以入睡。小李发现萱萱面色潮红、呼吸急促，触其皮肤发烫，正准备去取体温计给她测体温，突然发现萱萱出现四肢抽搐，头后仰，精神紧张，牙关紧咬。家政服务员小李发现该状况，立即展开紧急救护。

工作任务：
家政服务员为萱萱实施高热惊厥的救护。

任务分析

完成该任务需要家政服务员具备急救意识和爱伤观念等职业素养；知悉引起高热惊厥的危险因素、征兆、临床表现、危害与救护流程等基本知识；实施体位安置、呼救、保持呼吸道通畅、安全维护、解痉、降温、吸氧、监测生命体征等操作；达到尽快使患者解除痉挛、降低损伤的目的。

高热惊厥　　高热惊厥
　　　　　　　的救护

任务重点： 降低体温、解除痉挛、安全维护、保持呼吸道通畅。
任务难点： 解除痉挛和安全维护。

相关知识

一、高热惊厥基本知识

当腋下温度大于37 ℃或口腔温度大于37.3 ℃且昼夜波动大于1 ℃时称为发热，体温大于39 ℃时称为高热。

惊厥是指刺激引起大脑皮质功能紊乱，神经元突然异常放电而致全身或局部骨骼肌群强直或阵挛性收缩的运动性动作。

高热惊厥又称为热性惊厥，是指因体温急剧升高而引发的局部或全身性的肌肉痉挛现象。一般老年人、小儿易发生，特别是6个月到6岁的小儿。

（一）高热惊厥的危险因素

患者的体温、年龄、家族史是高热惊厥的危险因素，年龄越小高热惊厥首次发作越容易出现复发。该病的遗传倾向明显，有家族史者复发率明显较高。

（二）高热惊厥的征兆

1. 四肢冰凉　发热且伴有四肢冰凉，是高热惊厥的先兆，一般都会达到39℃以上，发热初期就会引发惊厥。

2. 体温骤升、呼吸急促、神志不清　精神紧张，神情惊恐，可能伴有极度的烦躁或不时的"惊跳"，四肢张力突然增加。

3. 眼睛斜视、头部侧斜　眼睛发直或出现斜视，眼珠上翻，口吐白沫，头部向一侧倾斜，颈部向后，两腿脚僵直或不断抽动，双手紧握，有时伴有大、小便失禁。

（三）高热惊厥的临床表现

意识丧失、高热、头向后仰，眼球固定上翻或斜视，口吐白沫，牙关紧闭，四肢肌肉呈强直性或阵挛性抽搐，呼吸困难，可伴有发绀、大小便失禁等。

（四）高热惊厥的危害

1. 高热惊厥持续会损坏中枢神经系统及正常的脑组织，导致智力低下或癫痫等严重后遗症的发生。

2. 高热惊厥发作时若得不到及时有效的救护会造成患者窒息、受伤、吸入性肺炎等损害，还会增加预后复发的概率。

3. 高热惊厥大多预后良好，但依旧有少数会演变为癫痫。癫痫的发生率与高热惊厥的复发次数关系较为密切，复发次数越多，癫痫发生率就越高。

二、高热惊厥救护基本知识

高热惊厥救护是指当患者发生高热惊厥的表现时，帮助其迅速而有效地解除痉挛、有效降温的一项救护技术，能够使患者呼吸畅通、去除危险、改善缺氧并能有效地保护患者大脑，最终使患者惊厥解除、体温恢复到正常或低风险状态。

（一）高热惊厥救护的意义

1. 院前急救干预能够减少不良反应发生率，预后好。
2. 尽快解除高热惊厥高危症状，可降低并发症发生率，保持机体稳定状态。

（二）基本操作内容

1. 判定患者发热程度　主要通过测量体温确定发热的程度。

2. 判断患者是否发生了高热惊厥　通过观察患者的表现是否符合惊厥的发作，询问患者是否有惊厥史、家族史，是否有癫痫史，当患者出现高热引起的惊厥表现时，即可开展高热惊厥的救护。

3. 呼救帮助　呼救家庭其他成员帮忙，或拨打"120"急救电话求救。在拨打"120"急救电话时重点说明患者的年龄、惊厥发作的表现、目前的救护举措、患者具体位置等，以便医务人员准确接收信息和准确快速到达现场。

4. 安置患者　若患者肌肉痉挛僵直，口吐白沫，为保证呼吸道通畅，防止异物或呕吐物呛入肺部引起窒息，安置去枕平卧，头偏向一侧；若不在床上，立即就地平卧，头偏向一侧。

5. 测量体温、脉搏　测量体温、脉搏，准确了解患者发热的程度，以便采取合适的降温方法。

6. 降温　根据患者的发热程度，可采取物理降温，如局部冷疗、全身冷疗；化学降温，根据医生指导应用药物，体温下降后可有效缓解高热惊厥的发作。

7. 安全维护　惊厥发作时，防止患者受到二次伤害，如坠床、碰撞、咬舌等。

三、预防要点

1. 合理规律饮食，保证充足睡眠，养成良好的生活习惯，成人不吸烟、酗酒、熬夜，儿童不挑食，增强抵抗力。

2. 根据季节、天气变化合理穿衣。

3. 保持室内空气新鲜，厨房油烟及时换气，家长不在室内抽烟，及时开窗换气。

4. 保持户外活动，多晒太阳。一定的户外活动有助于增强孩子体质。太阳中的紫外线可杀死体表的部分病毒和细菌，同时能促进钙、磷吸收。

5. 家长应该注意孩子的生活细节，培养孩子健康的饮食习惯和卫生习惯。比如少让孩子吃生冷刺激性食物，防止病从口入；让孩子饭前便后勤洗手，正确洗手，也能降低得感冒的概率。

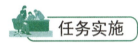
任务实施

一、评估周围环境

1. 判断周围环境是否安全，有无障碍物或其他危险因素等，以确保患者和自身的安全。

2. 去除危险因素，移去周围可碰触的障碍物，如果在床上移去床上的硬物，加床挡或用衣物、枕头阻挡。

二、判断患者病情

1. 评估患者的体温、脉搏　快速测量体温、脉搏，确定患者体温和脉搏情况。

2. 仔细观察患者惊厥的表现　主要观察患者面临的危险情况，如有无牙关紧闭、口吐白沫、角弓反张、躁动等。

三、紧急呼救

1. 呼救家人并要求其立即拨打"120"急救电话，家政服务员同步实施救护。

2. 若家庭无其他人，立即拨打"120"急救电话，并做好就地抢救的准备。

3. 用物准备：包括体温计（水银或电子体温计）、小毛巾（擦拭腋下的汗）、表（记录测量时间，没有表也可以用手机）、浴巾、水盆、温水、小毛巾等。

四、实施

高热惊厥救护操作流程见表2-1。

家庭急救技术

表 2-1　高热惊厥救护操作流程

操作步骤与操作过程		要点说明与注意事项
1. 安置患者 图 2-1　头偏一侧体位	◆若环境安全，就地安置患者，环境危险则尽快移患者至就近安全的地方，通风或开空调降温，褪去患者身上的厚衣服 ◆去枕平卧，头偏向一侧（图 2-1）	• 尽量就地抢救，避免频繁移动患者而加重病情 • 保持环境安静，避免不必要的声音刺激 • 防止呕吐物误吸引起吸入性肺炎和窒息
2. 安全维护 图 2-2　床四周围挡 图 2-3　放置柔软被褥 图 2-4　分开上下牙齿	◆防坠床、磕伤：患者在床上，拉上床挡，在栏杆处放置棉褥，没有床挡的用枕头、被子等围在床的四周（图 2-2），去除床上的硬物；患者在地板上，去除患者周围的危险物 ◆防咬舌：用纱布（用干净的布条也可以）塞入口腔或用纱布（布条）包裹木条塞入两齿间；若患者牙关紧闭，将纱布（布条）包裹的木条（筷子）从臼齿塞入，使上下牙齿分开（图 2-4）	• 患者惊厥发作时家政服务员要时刻陪伴 • 惊厥发作时不可强力按压或牵拉患者肢体，以免引起骨折或脱臼 • 地板上可放置柔软被褥（图 2-3），以免患者头部碰撞地板受伤 • 不可强行撬开牙关，以免损伤牙齿；纱布不可塞入过多或过深，以免阻塞气道影响呼吸
3. 保持呼吸道通畅	◆解开患者的领扣、裤带 ◆角弓反张时辅助患者伸直颈部 ◆用纱布（干净的布条）清理口腔、鼻腔、咽部分泌物 ◆将舌轻轻向外拉	• 减少肺扩张和气道的阻力 • 动作要轻，不可强行拉直 • 防止分泌物阻塞气道引起窒息 • 防止舌后坠阻塞气道
4. 降温 图 2-5　前额冷疗	◆物理降温 局部冷疗：将冰袋或其他冰冻物品用毛巾包裹，放于患者前额（图 2-5）。根据需要，可以放置多个冰袋在不同的部位，以加速降温	• 冰袋不可直接接触患者皮肤，注意观察冷疗局部的皮肤，以免冻伤

76

续表

操作步骤与操作过程		要点说明与注意事项
4. 降温 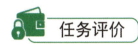 图 2-6 全身冷疗	全身冷疗（图 2-6）：用毛巾在 32~34℃ 温水或 25%~35% 的乙醇溶液中浸湿，拧至不滴水，缠绕于手上擦拭前额、颈部、腋下、腹股沟等血管丰富的部位，可多次擦拭，加速降温 ◆药物降温：根据患者病情需要按照说明书给予乙酰氨基酚、布洛芬、小儿退热栓等家庭常备药	• 观察冰袋是否漏水，及时更换，以免弄湿衣服和床褥 • 拭浴时要密切观察患者的反应，小儿避免用乙醇拭浴 • 胸前区、后颈部、腹部、足心部禁忌擦拭 • 不可捂汗降温 • 惊厥发作时宜选用栓剂
5. 吸氧	◆条件允许可以给患者进行吸氧	• 缓解呼吸不畅引起的缺氧
6. 监测生命体征	◆发作间歇期测量腋温，也可以用红外线测温仪测量额温，根据病情需要监测脉搏、呼吸和血压	• 牙关紧闭的患者不可测口温，以免咬碎体温计；惊厥发作时不可测肛温，以减少对患者的刺激
7. 配合急救	◆专业医护人员赶到后积极配合医务人员进行救护	• 做好向医务人员汇报的准备

五、评价

1. 救护有效，且对患者未造成骨折、坠床、咬舌等二次伤害。
2. 操作熟练，各种技术应用得当，充分体现专业素质。
3. 救护过程充分展现了安全意识和认真负责的工作态度。

知识拓展

处理发热你踩"雷"了吗？

雷1：身体感觉到热就是发热了，用手感代替测量工具，不考虑引起皮温升高的原因就盲目断定发热。

雷2：发热即是炎症，炎症就需要应用抗生素，抗生素治疗效果好。

雷3：发热就得输液，只有输液降温才快，治疗效果才好，可以减轻痛苦。

雷4：退热后就不再继续用药，觉得浪费或没必要。

雷5：治疗发热必须用退热药，只要体温高于正常就赶紧服药，生怕体温升得太高导致无法控制。

任务评价

高热惊厥救护任务评价见表 2-2。

家庭急救技术

表 2-2 高热惊厥救护任务评价

项目	评价标准
知识掌握	说出高热惊厥的危险因素（3 分） 说出高热惊厥的先兆（5 分） 说出高热惊厥的临床表现（8 分） 说出高热惊厥的危害（2 分） 说出高热惊厥救护的意义（2 分） 说出高热惊厥救护的注意事项（3 分） 回答熟练、全面、正确
操作能力	能迅速为患者测量体温、脉搏，且测量准确并完成过程中的监护（5 分） 能快速、准确地判断患者是否发生了高热惊厥（6 分） 能用正确方法安置患者的体位（5 分） 能有效维护患者惊厥发作时的安全（10 分） 能有效清理呼吸道，清除所有口鼻分泌物（6 分） 能用正确的方法为患者解除痉挛（5 分） 能用正确的方法为患者实施局部或全身冷疗（5 分） 能有效地为患者实施氧气吸入（4 分） 操作要娴熟、正确、到位
人文素养	救护不拖拉，时间观念强（10 分） 判断病情时机把握准确，效果判断准确（5 分） 救护工作忙而不乱，有序开展（5 分） 有爱伤观念，安全意识强（6 分） 救护效果显著，安抚患者得当（5 分）
总分（100 分）	

同步测试

单项选择题

1. 为了更快地为高热惊厥患者进行降温，下列措施错误的是（　　）。
   A. 局部应用冰袋　　　　　　　　　　B. 额头敷湿毛巾
   C. 用温水擦拭腋下、腹股沟　　　　　D. 为患者包裹棉被捂汗
   E. 为患者通风开窗

2. 患者高热惊厥发作时，下列救护措施合适的是（　　）。
   A. 立即用汽车从发作地点转移到距离 5 km 的医院接受治疗
   B. 大声呼喊患者，以免患者昏迷失去意识
   C. 立即为患者喂下大量热水，防止液体丢失虚脱
   D. 立即拨打"120"急救电话并进行就地救护
   E. 强行将患者的颈部拉直，保持呼吸道通畅

3. 患者高热惊厥发作时，为防止坠床，下列措施不当的是（　　）。
   A. 为患者拉上床挡

B. 将床的四周用枕头或棉褥围住

C. 家政服务员时刻陪伴患者,寸步不离

D. 将患者四肢捆绑并固定在床上

E. 轻声安慰患者,解除患者精神的紧张,减少躁动

4. 为高热惊厥患者测量体温时,下列操作正确的是（　　）。

A. 牙关紧咬的患者,为其测量肛温

B. 为了快速测量,腋温测量时间可以1分钟完成

C. 测量口温时,为防止体温计咬破可以让患者张口测量

D. 为了快速测量,可以应用红外线测温仪测量额温

E. 测量腋温时如果患者不能夹紧,可轻轻辅助夹紧

5. 高热惊厥发作时需要预防的意外不包括（　　）。

A. 坠床　　　　B. 窒息　　　　C. 体温过低

D. 肢体损伤　　E. 局部冻伤

任务二　急性疼痛

任务描述

张奶奶,74岁,有心绞痛发作史,在公园里散步时,受疫情影响无法回国的孙子打来视频电话,正与孙子聊得高兴,手机突然电量不足,张奶奶赶紧往家赶,因行走过快,突然在爬楼梯时感觉胸口憋闷,心前区剧烈疼痛,满头大汗。家政服务员小李发现该状况,立即展开紧急救护。

工作任务:

家政服务员为张奶奶实施急性疼痛的救护。

任务分析

完成该任务需要家政服务员具备急救意识和爱伤观念等职业素养;知悉引起急性疼痛的原因、急性疼痛发作时常见临床表现、危害及救护流程等基本知识;实施体位安置、呼救、非药物镇痛、安全维护等操作;达到维护患者安全、缓解疼痛、降低损伤的目的。

任务重点：维护急性疼痛发作时患者的安全,为患者实施非药物镇痛。

任务难点：准确判断引起急性疼痛的原因和疼痛的程度。

急性疼痛　　急性疼痛的救护

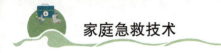

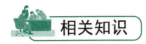

一、急性疼痛基本知识

国际疼痛研究协会（International Association for the Study of Pain，IASP）对急性疼痛的定义为：新近产生并持续时间较短的疼痛。急性疼痛通常与损伤或疾病有关，如温度刺激、化学刺激、物理损伤、病理因素、心理因素等，包括手术后疼痛、创伤、烧伤后疼痛、分娩痛、心绞痛、胆绞痛、肾绞痛等内脏痛、骨折痛、牙痛等；疼痛也受年龄、个人经历、社会文化背景、个体差异、情绪、注意力、支持系统等因素的影响。

（一）急性疼痛的特点

急性疼痛发病急，持续时间较短，一般与组织损伤有关，组织损伤与疼痛体验一般存在一一对应关系，随着组织损伤的修复疼痛也随之消失。

（二）急性疼痛的临床表现

根据急性疼痛的部位不同临床表现也不同，一般急性疼痛发作时都会表现为强烈锐痛，伴心率快、呼吸频数高、血压上升、出汗、瞳孔扩大等交感神经兴奋症状，以及焦虑性反应，另外可伴随身体活动受限、急性面容及幻觉、躁动等症状，对疼痛部位有防卫性保护动作。

（三）急性疼痛的评估

1. 以往发生急性疼痛的经历。
2. 发生急性疼痛时身体可运动情况。
3. 发生急性疼痛时有无保护性、防卫性动作。
4. 思维感知和社交行为有无改变，如出现幻觉、躁动及脾气暴躁等。
5. 生理性改变情况，如有无生命体征、面容、肌张力等的改变，有无瞳孔扩大、出汗等。
6. 急性疼痛发生的部位、性质，患者的反应、疼痛的程度等。

（四）疼痛的分级

世界卫生组织将疼痛程度划分为：

0级：无痛。

1级（轻度疼痛）：有痛感但不严重，不影响睡眠，可忍。

2级（中度疼痛）：疼痛明显，影响睡眠，要求用镇痛药。

3级（重度疼痛）：疼痛剧烈，严重影响睡眠，需要给予镇痛药。

（五）疼痛的评分方法

1. 文字描述评分法（Verbal Descriptor Scale，VDS）　将一线段平均分成5份，每个点均有对疼痛的相应文字描述，患者可根据自己的实际感觉选择相应的描述，从而判断患者的疼痛程度（图2-7）。

2. 数字评分法（Numerical Rating Scale，NRS）　画一条线段，平均分成10等份，一端为"0"代表无痛，另一端为"10"代表剧痛，患者可选择一个能代表自己疼痛感受的数

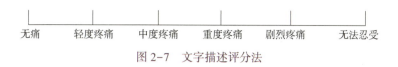

图 2-7　文字描述评分法

字，从而判断患者的疼痛程度（图 2-8）。

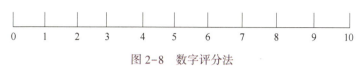

图 2-8　数字评分法

3. 视觉模拟评分法（Visual Analogue Scale，VAS）　用一条长 10 cm 的线段不做任何划分，分别在线段的两端注明无痛和剧痛，患者根据自己对疼痛的实际感觉在线段上标记自己疼痛的位置，从而判断患者疼痛的程度（图 2-9）。

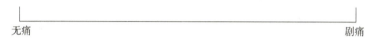

图 2-9　视觉模拟评分法

4. 面部表情量表评分法　适用于 3 岁以上的儿童，根据自己的实际疼痛情况选择相应的面孔，从而判断患儿的疼痛程度（图 2-10）。

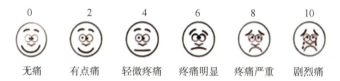

图 2-10　面部表情量表评分法

（六）缓解急性疼痛的方法

1. 消除或减少引起急性疼痛的原因，如外伤的止血、包扎、固定等，手术后咳嗽引起的切口疼痛可在患者咳嗽时协助保护切口。

2. 缓解或解除急性疼痛，可利用药物、促进大纤维运动、心理安抚促进舒适等方法实现。

二、急性疼痛救护基本知识

急性疼痛救护是指当患者发生急性疼痛的表现时，给予迅速而有效的评估，如患者急性疼痛的部位、程度，缓解患者的疼痛，维护患者的安全，减缓病情发展的一项救护技术；是通过体位安置、消除疼痛原因、缓解缺氧、心理安抚等措施，最终达到维护安全、缓解紧张焦虑情绪、减轻疼痛、维持生命体征平稳的目的，为专业救护赢得时间的一项操作技术。

（一）急性疼痛救护的意义

1. 维护患者的安全，减少并发症的发生率及患者身体的损伤，为专业救护赢得有效的时间，预后好。

2. 尽快缓解患者紧张焦虑的情绪，减缓疼痛的程度，提高患者对疼痛的耐受力。

（二）基本操作内容

1. **判定患者急性疼痛的部位** 通过自己掌握的患者的疾病史和饮食、运动经历，观察患者疼痛发作时的表现，与患者交流得到的有效信息。

2. **确定患者发生的急性疼痛程度** 通过观察患者的表现、倾听患者的主诉、应用疼痛级别评估手段初步确定患者的疼痛程度，以指导救护的方法选取。

3. **呼救帮助** 呼叫家庭其他成员帮忙，或拨打"120"急救电话求救。在拨打"120"急救电话时重点说明患者的年龄、急性疼痛的部位、表现、目前的救护举措，患者的具体位置等，以便医护人员准确接收信息和准确快速到达现场。

4. **安置患者** 根据患者的疼痛部位和疼痛的类别采取不同的体位安置。合适的体位一方面可以减轻患者的疼痛；另一方面还可以缓解患者的紧张和恐惧，增强其抵抗疼痛的耐受性，避免并发症的发生和病情的加重。

5. **生命体征监测** 患者急性疼痛发作时，会不同程度地影响生命体征的正常维持，特别是血压、脉搏和呼吸，患者耐受疼痛时会诱发各种意外的发生，如血压升高导致的脑出血、脉搏加速反馈的心肌缺血及呼吸加快反馈的缺氧等。

6. **安全维护** 急性疼痛发作时，防止患者受到二次伤害，如猝倒、坠床、碰撞、咬舌等。

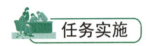

一、评估周围环境

1. 户外救护时要判断周围环境是否安全，有无高空坠落物或其他危险因素等，以确保患者和自身的安全。

2. 室内救护时去除危险因素，移去周围可碰触的障碍物，如果患者在床上，移去床上的硬物，加床挡。

二、判断患者病情

1. 评估患者的疼痛级别、疼痛部位。
2. 仔细观察患者急性疼痛发作时的表现。
3. 主要观察患者面临的危险情况，如有无猝倒、坠床、休克等。

三、紧急呼救

1. 呼叫家人并要求其立即拨打"120"急救电话，家政服务员同步实施救护。
2. 若家庭无其他人，立即拨打"120"急救电话，并做好救护的准备。
3. 用物准备：血压计、体温计等。根据需要备其他用物。

四、实施

急性疼痛救护操作流程见表2-3。

表2-3 急性疼痛救护操作流程

操作步骤与操作过程		要点说明与注意事项
1. 安抚患者情绪	◆陪伴：陪伴在患者身旁或在患者随时可以接触到的地方 ◆抚触：轻拍或抚触患者背部，让患者感受到被关注 ◆告知：告知患者可能发生的急性疼痛类型、可采取的应对方法及注意的事项	• 增加患者的安全感，让患者感觉到不孤单 • 肢体接触是无声的情感传达，要注意手法、部位 • 安抚时避免用欺骗、盲目、无礼的语言，注意安抚的专业性和针对性
2. 非药物缓解疼痛	◆促进舒适：协助患者改变体位、姿势或进行适当的活动，满足其想拿取的物品，回答其提出的问题，减轻患者的焦虑 ◆松弛术：引导患者冥想、做深呼吸，深吸气，缓慢吐气 ◆引导想象：引导患者想象自己的一次愉快的经历，如一次愉快的旅行、收到礼物时的愉悦体验 ◆听音乐：根据患者既往听音乐的经历、文化、情趣、民族、性别、年龄、音乐素养、目前疼痛的情况及心情选择合适的音乐 ◆有节律地按摩：在患者的疼痛部位或身体的某一部分皮肤上做有节律的环形按摩	• 动作要轻，避免拖、拉、拽，避免碰触患者疼痛的部位，加重患者疼痛；认真聆听患者的问题 • 放松肌肉紧张度，使血压下降、脉搏和呼吸减慢 • 这种正向的想象效果可逐渐降低患者对疼痛的刺激意识 • 和谐的节律会刺激神经、肌肉，使人产生愉快的情绪，协助其达到生理、心理、情绪的整合 • 按摩时嘱患者双眼凝视一个点，引导其想象物体的大小、形状、颜色等
3. 安全维护	◆谨慎用药：指导患者在未明确急性疼痛的具体病因时，不可盲目用镇痛药、抗生素；明确病因时要正确给药，如硝酸甘油要舌下含服 ◆防止受伤：去除周围危险障碍物，在床上时拉上床挡或用枕头、被褥等将患者围住	• 镇痛药会掩盖患者的病情，延误救治或引起误诊，正确用药方式才能达到缓解疼痛的效果，相反则会延误救治时机 • 患者急性疼痛发作时出现躁动、辗转反侧，打滚时防受伤、坠床
4. 吸氧	◆在条件允许的前提下，可以给有缺氧表现的患者进行吸氧	• 吸氧可以缓解患者因呼吸急促引起的缺氧
5. 监测生命体征	◆测血压：用水银血压计或电子血压计测量患者的血压 ◆测体温：用水银体温计、电子体温计测量腋温或用红外线体温计测额温 ◆测脉搏：将示指、中指和无名指指腹放于患者腕部桡动脉上，测量脉搏	• 测量血压时要取得患者的配合 • 测量体温时，避免测量口温和肛温 • 测脉搏时，如心律失常，需要测1分钟。桡动脉不方便测量时可测量颈动脉
6. 配合急救	◆专业医务人员赶到后积极配合医务人员进行救护	• 做好向医务人员汇报的准备

五、评价

1. 救护及时有效，有效维护患者的安全、缓解患者的紧张和焦虑，避免发生伤害事件。
2. 救护时机智冷静，采取的各种手法准确到位，充分体现专业素质。
3. 救护过程体现了安全意识和严谨认真的工作态度。

知识拓展

疼痛不适需要警惕压力作祟

肠胃不适、感冒、胸部疼痛等病症，不一定是疾病在作怪，而有可能来自压力。压力会从头到脚影响身体各个部位，导致疼痛不适等症状。因此，有的身体不适并不是病，切莫盲目就医，可以从排解压力入手，缓解疼痛。

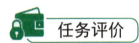

急性疼痛救护任务评价见表2-4。

表2-4　急性疼痛救护任务评价

项目	评价标准
知识掌握	说出引起急性疼痛的原因（3分） 说出急性疼痛的特点（8分） 说出急性疼痛的临床表现（2分） 说出急性疼痛救护的意义（2分） 说出缓解急性疼痛的方法（8分） 回答熟练、全面、正确
操作能力	能迅速、准确地判断患者急性疼痛发作时面临的危险（6分） 能快速、准确地判断患者疼痛的程度（7分） 能正确协助患者采取舒适的体位（5分） 能有效维护患者急性疼痛发作时的安全（6分） 能有效为患者解除或缓解疼痛（8分） 能用正确的方法为患者监测生命体征（6分） 能用正确的方法安抚患者情绪（4分） 能有效地为患者实施氧气吸入（4分） 操作要娴熟、正确、到位
人文素养	时间观念强，分秒必争（10分） 判断疼痛程度快速准确（5分） 面对突发事件头脑清晰、沉着冷静，抢救时忙而不乱，有条不紊（5分） 有爱伤观念，安全意识强（6分） 救护效果明显，第一时间安抚患者情绪有效（5分）
总分（100分）	

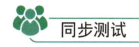

单项选择题

1. 下列疼痛不属于急性疼痛的是（   ）。
   A. 心绞痛　　　　　B. 胆绞痛　　　　　C. 牙痛
   D. 眼睛疲劳　　　　E. 肾绞痛
2. 下列对疼痛的分级描述，不正确的是（   ）。
   A. 0级表示无痛
   B. 1级表示轻度疼痛，不影响睡眠
   C. 2级表示中度疼痛，可忍，不影响睡眠
   D. 3级表示剧烈疼痛，不可忍，严重影响睡眠
   E. 2级表示中度疼痛，不可忍，影响睡眠
3. 以下关于急性疼痛救护意义的表述不正确的是（   ）。
   A. 不用去医院治疗，节约治疗费　　　　B. 预后好
   C. 减少损伤，维护患者安全　　　　　　D. 降低并发症的发生率
   E. 缓解患者精神的紧张，减少不安
4. 为患者进行非药物镇痛时，以下采取的措施不恰当是（   ）。
   A. 引导患者想象愉快的经历
   B. 指导患者应用瑜伽、冥想缓解紧张
   C. 根据患者爱好为其播放音乐
   D. 指导患者喝牛奶、泡脚
   E. 指导患者配合实施局部节律性按摩
5. 急性疼痛发作时需要预防的意外不包括（   ）。
   A. 坠床　　　　　　B. 猝倒　　　　　　C. 休克
   D. 肢体损伤　　　　E. 谵妄

项目二　局部急症救护技术

【项目介绍】

当急性感染、疾病急性发作等原因会引起机体出现意识障碍、呕吐、腹泻等局部急症时，需要立即实施救护，应在最短时间内判断病情程度、身体不适表现和程度、安全隐患等，根据局部急性意识障碍、呕吐与腹泻等急症的种类不同，有针对性地进行救护。完成本项目需要实施体位安置、安全维护、病情观察等救护措施。

【知识目标】

了解引起急性意识障碍、呕吐与腹泻的常见原因；
熟悉急性意识障碍、呕吐与腹泻的临床表现；

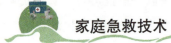

掌握急性意识障碍、呕吐与腹泻的救护流程及注意事项。

【技能目标】

能快速、准确地判断急性意识障碍、呕吐与腹泻的病情轻重；
能娴熟、规范、快速地对现场突发状况实施救护；
能正确、全面地判断施救效果及进一步的救护措施。

【素质目标】

具有争分夺秒抢救生命的急救意识；
具有遇事不慌、沉着应对的心理素质；
具有运用医学知识科学救护的精神和态度；
具有刻苦钻研、精益求精的敬业精神。

任务一 急性意识障碍

任务描述

张某，男，74岁，高血压病史20余年。今晨8点患者在卫生间内大便后突然晕倒在地，呼之不应。家政服务员小王发现该状况，立即展开紧急救护。

工作任务：
家政服务员对急性意识障碍患者张某展开紧急救护。

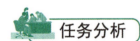

完成该任务需要家政服务员具备急救意识和爱伤观念等职业素养；知悉急性意识障碍常见原因、临床表现、对机体的影响，意识障碍程度的判定，紧急救护要点及抢救流程等基本知识；实施病情判断、呼救、体位摆放、保持呼吸道通畅、吸氧、观察生命体征等操作；达到在专业医务人员到达之前实施救护的目的。

任务重点：意识障碍程度判定、安置体位、保持呼吸道通畅和吸氧。
任务难点：意识障碍程度判定、保持呼吸道通畅和吸氧。

急性意识　急性意识障碍
障碍　　　安置体位方法

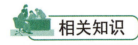

意识障碍是指个体对外界环境刺激缺乏正常反应的一种精神状态。

一、意识障碍程度及其临床表现

(一) 嗜睡

是程度最轻的意识障碍,患者处于持续的睡眠状态,轻微的刺激可唤醒,醒后能正确回答问题和做出反应,刺激去除后很快又入睡。

(二) 意识模糊

程度深于嗜睡,患者能保持较简单的精神活动,注意力减退,对时间、地点、人物的定向力障碍,活动减少,语言缺乏连贯性。

(三) 昏睡

患者处于沉睡状态,较强刺激(如压眼眶、用力摇动身体等)下可唤醒,醒后语言含糊,答非所问,停止刺激后很快又入睡。

(四) 昏迷

是最严重的意识障碍,觉醒状态及意识内容完全丧失,任何刺激均不能唤醒,随意运动消失。按其程度可分为以下3个阶段:

1. 轻度昏迷　意识大部分丧失,对声、光刺激无反应,无自主运动,对疼痛刺激尚可出现痛苦的表情或肢体退缩等防御反应,角膜反射、瞳孔对光反射、咳嗽反射、眼球运动、吞咽反射等存在或迟钝。

2. 中度昏迷　对各种刺激无反应,强疼痛刺激有反应,各种生理反射减弱,眼球无转动。

3. 深度昏迷　意识完全丧失,全身肌肉松弛,对各种刺激全无反应,深浅反射均消失,呼吸不规则。

(五) 谵妄

是特殊类型的意识障碍,在意识模糊的同时,伴有明显的精神运动兴奋,可表现为定向力丧失、躁动不安、语言杂乱等。部分患者可康复,部分患者可发展为昏迷。

二、意识障碍程度的量表评定

格拉斯哥昏迷量表是临床上常用的评估患者意识障碍程度的量表。该量表依据患者对睁眼、语言、运动的反应予以计分,3项分值相加求其总分,作为意识障碍程度的客观评分(表2-5)。

表2-5　格拉斯哥昏迷量表

检查项目	反应	得分
睁眼反应	自动睁眼	4
	对声音刺激有睁眼反应	3
	对疼痛刺激有睁眼反应	2
	任何刺激不睁眼	1

续表

检查项目	反应	得分
语言反应	能准确回答时间、地点、人物等定向问题	5
	能说话，但不能准确回答时间、地点、人物等定向问题	4
	言语不当，但语意可辨	3
	言语模糊不清，语意难辨	2
	任何刺激无语言反应	1
运动反应	可按指令动作	6
	对刺痛能定位	5
	对刺痛有肢体退缩反应	4
	疼痛刺激时肢体过度屈曲	3
	疼痛刺激时肢体过度伸展	2
	疼痛刺激无反应	1

将表中3个项目所得分值相加，总分范围为3~15分，其中14~15分为正常，8~13分表示患者已有程度不等的意识障碍，7分及以下为昏迷，3分以下为深度昏迷。

三、急性意识障碍的常见原因

引起急性意识障碍的常见原因包括重症急性感染（如脑炎、脑膜炎、肺炎等）、脑血管疾病、颅内占位性病变、颅脑外伤、癫痫、内分泌及代谢障碍（如尿毒症、糖尿病性昏迷等）、心血管疾病、药物中毒、一氧化碳中毒和触电等。

四、急性意识障碍对人体的影响

意识障碍患者对周围环境及自身状态的感知能力、识别能力和日常生活能力均发生不同程度下降，甚至丧失，尤其是昏迷患者，不能自主运动、进食，大小便失禁；部分患者留置鼻饲管及导尿管，咳嗽、吞咽等生理反射减弱或消失，呼吸、血压等生命体征不稳定，易发生压疮、营养不良、口腔炎、尿路感染、误吸、肺部感染等并发症。

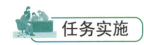

一、评估周围环境

1. 判断周围环境是否安全，有无障碍物、地面湿滑或其他危险因素等，以确保患者和自身的安全。

2. 去除危险因素，如断电、移开障碍物、清理地面杂物、擦干地面积水或移动至安全区域等，但不宜耽误较长时间。

二、判断患者病情

1. 评估患者的意识障碍程度　通过与患者语言沟通，了解患者的思维、反应、定向力等；必要时给予疼痛刺激，观察其反应；可使用格拉斯哥昏迷评分法判断患者的意识障碍程度。
2. 观察瞳孔　正常瞳孔为圆形，直径 2~5 毫米，双侧等大。观察患者瞳孔形状、大小、两侧瞳孔是否等大等圆、对光反射是否存在，如果两侧瞳孔不等大，多为脑疝所致。
3. 观察生命体征　测量体温，观察患者的呼吸、血压和脉搏。

三、紧急呼救

1. 呼叫家人并要求其立即拨打"120"急救电话，家政服务员同步实施紧急救护。
2. 若家庭无其他人，立即拨打"120"急救电话，并做好就地抢救的准备。
3. 用物准备：就地取材，包括纱布（或小手绢、单层布料）、手电筒、血压计、体温计、氧气管、氧气筒、速干洗手液；可请家人准备用物，若无用物可徒手操作。

四、实施

急性意识障碍救护操作流程见表 2-6。

表 2-6　急性意识障碍救护操作流程

操作步骤与操作过程		要点说明与注意事项
1. 安置体位	◆昏迷患者：松解衣领，去枕平卧，头偏向一侧 ◆非昏迷患者：根据患者的意识障碍程度给予舒适体位	●给昏迷患者去枕时，动作要轻柔，注意保护患者的颈部，轻转患者头部，使其偏向一侧
2. 保持呼吸道通畅	◆清理呼吸道：及时帮助患者清理口鼻分泌物、呕吐物及异物，取出活动义齿 ◆观察呼吸：注意观察患者的呼吸频率、节律、幅度，观察口唇、指甲等部位有无发绀等缺氧的情况	●防止误吸 ●患者出现呼吸异常、发绀等情况时应及时给予鼻导管低流量持续吸氧
3. 吸氧	◆有条件者给予吸氧：应先将鼻导管与吸氧装置连接，调整好氧气流量，再将鼻导管固定到患者鼻部	●注意用氧安全，切实做到"四防"，即防震、防热、防火、防油
4. 避免损伤	◆环境安全：清理地面杂物，避免地面湿滑 ◆防坠床：为避免患者坠床，应及时将床挡拉起，患者躁动时可适当使用约束带 ◆防跌倒：室内光线充足，下床时应先将床挡放下，不能翻越床栏；宜先在床边坐 5~10 分钟，无头晕等不适时再下地缓慢活动，必要时给予搀扶；常用物品放在患者方便拿取的位置	●清理床上物品时避免拖、拽、拉等容易损伤患者的操作 ●使用约束带时要征得家属同意，并注意保护局部皮肤

续表

操作步骤与操作过程		要点说明与注意事项
5. 保暖	◆根据气候变化、室内温度等选择合适的衣物、盖被，尤其注意足部的保暖	• 慎用热水袋，防止烫伤
6. 持续观察病情	◆观察意识：持续观察患者意识状态，当意识障碍程度加深时，应及时处理 ◆观察瞳孔：观察瞳孔形状、大小、两侧瞳孔是否大等圆、对光反射是否存在 ◆测量生命体征：定时测量体温、脉搏、呼吸和血压，发现异常应及时处理	• 病情观察贯穿整个救护过程，救护流程并不是一成不变的，应根据病情变化及时调整救护流程及措施
7. 舒适与休息	◆促进舒适：保持床单位的清洁、平整和干燥，床上避免堆放过多的杂物、衣物、被褥等，给患者穿合适的鞋子和衣物，协助做好口腔、皮肤和大小便的护理 ◆注意休息：避免各种刺激，为患者提供舒适、安静的休息环境，空气新鲜，温度设置在 18~22 ℃，相对湿度 50%~60%	• 勤给患者翻身，避免发生压疮 • 室内每日通风 3 次，每次不少于 30 分钟
8. 整理记录	◆整理用物，洗手，记录	• 用物初步分类处理
9. 配合急救	◆专业医务人员赶到后积极配合医务人员进行救护	• 做好向医务人员汇报的准备

五、评价

1. 能迅速安置患者、保持呼吸道通畅、严密观察病情变化，救护及时有效。

2. 整个救护过程操作熟练，患者未出现坠床、跌倒等二次损伤，充分体现了过硬的专业素质。

3. 能为患者提供舒适的休养环境、去除安全危险因素、操作轻柔，充分体现了爱伤观念和严谨认真的工作态度。

知识拓展

现实版"读脑术"

当患者遭受脑外伤、脑卒中及心跳呼吸骤停时，可能会出现意识障碍，部分患者无法从急性昏迷中完全恢复，俗称为"植物人"。医学上也称之为"慢性意识障碍"。这是一种临床难治性病症，也是医疗专业领域的攻坚课题。2021 年 1 月，首都医科大学附属北京天坛医院神经外科意识障碍病区正式揭牌开科，这是全国首家在三甲医院专门开设的意识障碍病区，也标志着我国向"植物人"促醒这个世界医疗领域的"无人区"迈进。256 导联脑电采集与分析系统是该病区的"秘密武器"之一，也是目前世界范围内用作脑部监测、传感等方面非常先进的仪器。通过使用科幻电影场景里曾出现的技术——读脑术，让患者视线看向电脑屏幕上的信息，信号采集设备从大脑皮质

知识拓展

采集不同的脑电信号,转换为被计算机识别的信号,就可以表达自己的意愿,同时完成对外部设备的控制。未来,随着新技术的不断涌现,会有更多的"植物人"能够从沉睡中苏醒。

任务评价

急性意识障碍救护任务评价见表2-7。

表2-7 急性意识障碍救护任务评价

项目	评价标准
知识掌握	说出判断患者意识障碍程度的方法(8分) 说出格拉斯哥昏迷量表的评分项目及不同反应对应的得分(5分) 说出不同意识障碍程度的患者如何安置体位(5分) 说出如何保持患者的呼吸道通畅(5分) 说出吸氧的注意事项(5分) 说出避免损伤的救护要点(5分) 回答熟练、全面、正确
操作能力	能迅速判断患者意识障碍程度(5分) 能正确判断患者瞳孔是否正常(5分) 能迅速安置患者体位(5分) 能有效清理呼吸道,清除所有口鼻分泌物(5分) 能正确给患者吸氧(4分) 能去除环境安全危险因素,拉床挡,指导患者缓慢下床活动(4分) 能正确给患者保暖(4分) 病情观察细致、到位(5分) 操作要娴熟、正确、到位
人文素养	争分夺秒,有时间观念,有急救意识(10分) 判断病情快速准确(5分) 抢救操作忙而不乱,有条不紊,环节紧凑,头脑清晰(5分) 有爱伤观念,不因抢救而粗暴操作,避免患者损伤,注重患者舒适(5分) 抢救过程中能与患者有效沟通,关怀、安慰患者(5分)
总分(100分)	

同步测试

单项选择题

1. 以下哪项是昏睡患者的临床表现( )。
   A. 轻微刺激可唤醒
   B. 醒后能正确回答问题
   C. 醒后语言含糊,答非所问
   D. 意识完全丧失
   E. 无自主运动

2. 以下关于格拉斯哥昏迷量表评分的描述错误的是（　　）。
   A. 总分范围为 3~15 分
   B. 14~15 分为正常
   C. 8~13 分表示患者已有程度不等的意识障碍
   D. 7 分及以下为昏迷
   E. 2 分以下为深度昏迷
3. 正常瞳孔为圆形，直径为（　　）。
   A. 2~5 毫米　　　　B. 3~6 毫米　　　　C. 2~4 毫米
   D. 1~4 毫米　　　　E. 4~6 毫米
4. 用氧安全的"四防"不包括（　　）。
   A. 防震　　　　　　B. 防热　　　　　　C. 防火
   D. 防油　　　　　　E. 防搬动
5. 避免急性意识障碍患者损伤的救护措施有（　　）。
   A. 拉床挡
   B. 清理地面杂物，避免地面湿滑
   C. 患者躁动时可适当使用安全带
   D. 下床时在床边坐 5~10 分钟，无头晕等不适时再下地缓慢活动
   E. 以上都是

任务二　呕吐与腹泻

任务描述

患儿，13 个月，今晨出现腹泻，大便十余次，为黄色稀水样便，伴有呕吐，测量体温 38.9 ℃，家政服务员小王发现该状况，立即展开紧急救护。

工作任务：
家政服务员为患儿进行呕吐与腹泻的紧急救护。

任务分析

完成该任务需要家政服务员具备急救意识和关爱幼儿、老人的职业素养；知悉呕吐与腹泻的原因、类型、临床表现及对机体的影响等基本知识；实施病情判断、呼救、防止误吸、维护安全、饮食护理、观察病情、皮肤护理等操作；达到避免呛咳误吸、减轻疼痛、促进舒适等目的。

呕吐与腹泻

呕吐的初步处理

任务重点：防止误吸、饮食护理、病情观察和促进舒适。
任务难点：病情判断和病情观察。

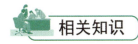
相关知识

一、呕吐基本知识

呕吐是指胃或部分小肠内容物通过食管逆流经口腔排出体外的现象。

（一）呕吐的类型及临床表现

根据病因不同，呕吐主要分为以下几种类型：

1. 反射性呕吐　主要由胃肠疾病、肝胆胰疾病、腹膜及肠系膜疾病等引起，呕吐前常有恶心先兆，胃内容物排空后仍干呕不止。

2. 中枢性呕吐　主要由颅脑病变、药物、妊娠、尿毒症、癫痫等引起，呕吐较剧烈，呈喷射状，多无恶心先兆，吐后症状不缓解，多伴剧烈头痛和意识障碍。

3. 前庭功能障碍性呕吐　主要由迷路炎、梅尼埃病、晕动病等引起，常伴有眩晕、眼球震颤、恶心、血压下降、出汗、心悸等症状。

4. 神经性呕吐　主要由胃肠神经官能症、神经性厌食等引起，多见于青年女性，与精神因素有关，为进食后即刻发生的反复少量呕吐，多伴有恶心。

（二）呕吐的常见原因

胃炎、急性阑尾炎、急性肝炎、急性胰腺炎、脑炎、脑膜炎、脑出血、妊娠等。

（三）呕吐对人体的影响

长期频繁呕吐易引起脱水，低血钾、低血氯等电解质紊乱，代谢性碱中毒，营养失调，儿童、老人、意识障碍者易误吸而引起肺部感染、窒息。

二、腹泻基本知识

腹泻是指排便次数增多，粪质稀薄、水分增加，或带有未消化的食物、黏液、脓血。正常排便次数因人而异，1~3次/日，每日不超过3次，每日自粪便排出的水分为100~200毫升。

（一）腹泻的类型及临床表现

腹泻可分为急性和慢性两种。急性腹泻起病急，病程短，每日排便次数可达10次以上，粪便量多；慢性腹泻起病缓慢，病程较长，每日排便数次。

根据病因和发病机制不同，腹泻可分为不同类型，其粪便的量、性状及伴随症状等也有所不同，具体临床表现特点如下：

1. 分泌性腹泻　由胃肠黏膜分泌过多液体所致，如胃泌素瘤所致的腹泻，粪便多为水样便，排便量每日大于1 000毫升，无脓血及黏液，与进食无关，伴或不伴有腹痛。

2. 渗出性腹泻　由肠道黏膜炎症、溃疡或肿瘤使病变处血管通透性增加引起血浆、黏液、脓血渗出所致，如各种肠炎，排便量明显少于分泌性腹泻，粪便内可有脓血或黏液，多伴有腹痛和发热。

3. **渗透性腹泻** 由肠腔内渗透压增高，阻碍肠腔内水和电解质吸收所致，如口服硫酸镁等引起的腹泻，粪便内常有不消化的食物及泡沫，恶臭，多不伴腹痛，腹泻可在禁食后1~2天后缓解。

4. **动力性腹泻** 由肠蠕动过快，肠内容物停留时间过短，未被充分吸收而排出所致，如胃肠功能紊乱、甲状腺功能亢进等，粪便较稀，无脓血及黏液，多不伴有腹痛。

5. **吸收不良性腹泻** 由肠吸收面积减少或吸收障碍所致，如小肠大部切除术后，粪便内含有大量脂肪及泡沫，量多且臭。

（二）腹泻的常见原因

1. **急性腹泻的常见原因** 病毒、细菌等感染引起的肠炎，急性出血坏死性肠炎，急性食物或药物中毒等。

2. **慢性腹泻的常见原因** 慢性萎缩性胃炎、肝硬化、慢性胆囊炎、慢性胰腺炎、吸收不良综合征、甲状腺功能亢进、药物副作用等。

（三）腹泻对人体的影响

急性严重腹泻因短时间内机体丢失大量水分及电解质，易引起脱水、电解质紊乱、代谢性酸中毒等；长期慢性腹泻可致营养不良、体重下降、肛周皮肤糜烂及感染，影响患者生活。

三、预防要点

（一）呕吐的预防要点

1. **规律饮食** 避免进食生冷硬、辛辣、油腻、刺激性食品，吃清淡、易消化的食物，少食多餐。

2. **放松心情** 避免精神刺激，学会用深呼吸、转移注意力等方法进行自我放松，保持心情舒畅，紧张、焦虑会影响食欲及消化能力，加重恶心、呕吐症状。

3. **注意休息** 规律作息，确保有足够的睡眠，休息后宜缓慢起身，以免头晕目眩。不要待在闷热的房间，打开窗户，让空气流通。

（二）腹泻的预防要点

1. **勤洗手** 要做到饭前便后洗手。用肥皂、洗手液搓洗后用清水冲洗干净，擦手的毛巾应经常清洗，并保持干燥，有条件者可使用一次性纸巾或者手烘干机。外出没有洗手设施时，可先使用快速手消毒剂，待有洗手设施时再彻底清洗双手。洗手是预防病从口入、预防病毒等病原微生物感染的有效方法。家政服务员在护理患者前后要认真洗手，在患者如厕后要及时清理厕所污物。

2. **饮食和环境卫生** 感染是引起腹泻的主要原因，要应注意饮食卫生，加强餐具的消毒；避免吃过夜、变质、不卫生的食物；避免暴饮暴食；经常用沸水蒸煮的方法对碗筷勺、案板、刀具等进行消毒；厨房台面、饭桌要保持清洁，生熟案板、刀具一定要分开；避免与腹泻患者共用碗筷勺、水杯、毛巾等生活用品。加强室内通风消毒，每日不少于2次，每次至少30分钟，保持室内清洁卫生。

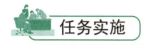 **任务实施**

一、评估周围环境

1. 判断周围环境是否安全，确保患者和自身的安全。
2. 快速整理周围相关物品，以免被呕吐物污染。

二、判断患者病情

1. 评估意识　观察患者有无烦躁、精神差、神志不清等表现。
2. 判断有无脱水　观察患者有无软弱无力，前囟及眼窝凹陷，皮肤黏膜干燥、弹性降低，尿量减少，体重下降等失水表现。
3. 判断有无酸中毒　观察患者有无呼吸深长、精神萎靡、口唇樱红等酸中毒表现。
4. 判断有无低血钾　观察患者有无全身乏力、反应迟钝、哭声低下或不哭、吃奶无力、腹胀、肌张力低下等低血钾表现。

三、紧急呼救

1. 呼叫家人，告知患者病情，及时送医院诊治，家政服务员同步实施救护。
2. 若家庭无其他人，立即拨打"120"急救电话，并做好救护准备。
3. 用物准备：就地取材，包括纱布（或小手绢、单层布料）、热水袋、体温计、血压计、无菌凡士林、润唇膏或者芝麻油、速干洗手液等；可请家人准备用物，若无用物可徒手操作。

四、实施

呕吐与腹泻救护操作流程见表2-8。

表2-8　呕吐与腹泻救护操作流程

操作步骤与操作过程		要点说明与注意事项
1. 安置体位	◆呕吐时帮助患者坐起或取右侧卧位、头偏向一侧	● 避免呕吐物误吸入肺内
2. 清理呕吐物	◆呕吐后及时漱口，清理呕吐物、分泌物，保持皮肤、衣物清洁干燥	● 开窗通风去除异味
3. 维护安全	◆预防呛咳：及时清理口腔内异物，不要在吃饭、口中有食物的时候说话 ◆预防晕倒：坐起、站起或下地活动时不要动作过快、用力过猛，动作宜缓慢，缓慢坐起后再站立，站立后观察几分钟再下地活动，防止发生直立性低血压导致晕倒 ◆疼痛护理：疼痛患者尽量卧床休息，取舒适体位，使用分散注意力、音乐疗法等方法缓解疼痛，应用热水袋等进行局部热疗，可以解除肌肉痉挛，达到镇痛效果	● 腹痛等疼痛诊断未明确时，不宜使用局部热疗

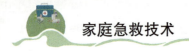

续表

操作步骤与操作过程		要点说明与注意事项
4. 饮食护理	◆调整饮食：严重呕吐者需要暂禁食4~6小时，不禁水；腹泻患者应继续进食、进水，少量多餐；母乳喂养的患儿应继续哺乳，暂停辅食，人工喂养的患儿先喂米汤或稀释的牛奶，腹泻次数减少后给予半流质，待病情好转后逐渐过渡到正常饮食	●饮食以少渣、易消化食物为主，避免生冷硬、多纤维、刺激性食物 ●水煮沸后再饮用，食物要生熟分开，不吃变质及没有煮熟的食物，饭前便后要洗手，勤剪指甲
5. 密切观察病情	◆观察呕吐情况：观察呕吐时间、特点及次数，观察呕吐物的性状、量、颜色及气味等 ◆观察排便情况：观察并记录大便次数、性状、颜色、气味及粪便量，如需要采集大便标本，应采集黏液、脓血部分，及时送检 ◆观察生命体征：定时测量体温、脉搏、呼吸和血压。体温超过38.5℃时，可采取冰袋物理降温或温水擦浴等降温措施，并嘱患者多饮水 ◆观察意识：观察患者有无烦躁、神志不清等表现 ◆观察脱水情况：准确测量、记录患者每日的出入量、体重，观察患者有无口渴、尿量减少、皮肤黏膜干燥及弹性下降，患儿有无前囟及眼窝凹陷等脱水征象 ◆观察酸中毒的情况：主要观察有无深长呼吸 ◆观察低钾、低钙情况：有无四肢无力、抽搐等	●大便常规检验需要留取5克左右新鲜粪便的黏液、脓血部分，不能在尿布、尿壶、便盆中取标本。粪便标本容器要清洁，不能混有尿液、污水、消毒剂，以防破坏有形成分 ●用于细菌培养的粪便标本应留取到灭菌封口的容器内，不能混入消毒剂、化学药品
6. 皮肤护理	◆肛周皮肤护理：排便后用温水清洗肛周，保持局部清洁干燥，涂抹无菌凡士林或抗生素软膏以保护肛周皮肤。幼儿患者应选用柔软布类尿布并勤更换 ◆唇周皮肤护理：及时清理口唇周围呕吐物、分泌物，用温水清洗后及时擦干，涂抹润唇膏、芝麻油等保护唇周皮肤	●排便频繁，粪便刺激，易使肛周皮肤破损，引起糜烂及感染
7. 舒适与休息	◆提供舒适、安静的环境，卧床休息，减少刺激。注意腹部保暖，利于缓解腹痛，减少胃肠运动，减少排便次数	●室内每日通风3次，每次不少于30分钟
8. 整理记录	◆整理用物，洗手，记录	●用物初步分类处理
9. 配合急救	◆专业医务人员赶到后积极配合医务人员进行救护	●做好向医务人员汇报的准备

五、评价

1. 安置体位、清理呕吐物、饮食护理、皮肤护理等救护措施及时有效。

2. 操作熟练，救护环节紧凑，能维护患者安全，未造成呛咳、晕倒等二次损伤，充分体现专业素养。

3. 能与患者有效沟通，促进患者舒适，严密观察病情，积极配合急救，工作态度严谨认真。

模块二 家庭常见急症救护技术

> **知识拓展**
>
> ### 新型冠状病毒重症预警——胃肠症状
>
> 中山大学附属第六医院兰平教授团队在《柳叶刀》子刊上发表了一项关于新型冠状病毒胃肠道症状的原创研究论文。文中指出如果新冠肺炎患者出现肠胃症状，如腹泻、恶心、呕吐等不适者，更容易转变为重症患者，胃肠症状可能会成为判断是否发展为重症病例的预警机制！新型冠状病毒经粪口传播，病从口入，管住自己的口，从餐桌开始，从自己开始，食不共器，分餐有理，提倡科学防疫，文明就餐刻不容缓！

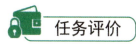

任务评价

呕吐与腹泻救护任务评价见表2-9。

表2-9 呕吐与腹泻救护任务评价

项目	评价标准
知识掌握	说出呕吐与腹泻引起脱水、电解质紊乱及酸中毒的表现（8分） 说出呕吐患者如何预防误吸（5分） 说出维护患者安全的救护要点（5分） 说出呕吐与腹泻患者病情观察的重点（5分） 说出留取大便检验标本的注意事项（5分） 回答熟练、全面、正确
操作能力	能迅速判断患者有无脱水、电解质紊乱及酸中毒（6分） 能正确安置呕吐患者体位，及时清理呕吐物（5分） 能正确指导患者饮食（6分） 能熟练掌握维护患者安全的具体措施（8分） 病情观察细致，病情变化处理得当（6分） 能正确做好肛周和唇周皮肤护理（5分） 能正确留取大便常规检验标本（5分） 操作要娴熟、正确、到位
人文素养	争分夺秒，有时间观念（10分） 病情判断快速准确（5分） 抢救工作忙而不乱，有条不紊，头脑清晰（5分） 有爱伤观念，不因抢救而粗暴操作（6分） 抢救过程中能关怀、安慰患者（5分）
总分（100分）	

同步测试

单项选择题

1. 大便常规检验标本留取的注意事项不包括以下哪项（　　）。

A. 需要留取5克左右的粪便

B. 粪便标本容器要清洁，不能混有尿液、污水、消毒剂

C. 能在尿布、尿壶、便盆中取标本

D. 留取新鲜粪便的黏液、脓血部分

E. 及时送检

2. 腹泻对机体的影响不包括下列哪项（　　）。

A. 脱水　　　　　　　　　　　　B. 电解质紊乱

C. 碱中毒　　　　　　　　　　　D. 营养不良

E. 肛周皮肤糜烂及感染

3. 以下哪种腹泻由肠蠕动过快，肠内容物停留时间过短，未被充分吸收而排出所致（　　）。

A. 分泌性腹泻　　B. 渗出性腹泻　　C. 动力性腹泻

D. 渗透性腹泻　　E. 吸收不良性腹泻

4. 以下哪项呕吐与精神因素有关（　　）。

A. 反射性呕吐　　　　　　　　　B. 中枢性呕吐

C. 前庭功能障碍性呕吐　　　　　D. 神经性呕吐

E. 妊娠呕吐

5. 腹泻引起脱水的表现不包括下列哪项（　　）。

A. 患儿软弱无力　　　　　　　　B. 前囟及眼窝凹陷

C. 皮肤黏膜干燥、弹性降低　　　D. 尿量减少

E. 体重增加

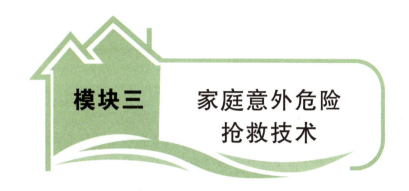

模块三　家庭意外危险抢救技术

项目一　理化因素损伤的抢救技术

【项目介绍】

日常生活中难免会遇到一些理化因素带来的损伤和意外，危险发生后，严重时甚至会危及生命，这时就需要我们能为患者提供正确的救护，降低他们的伤害。完成本项目需要完成烧烫伤急救术、动物咬伤急救术和急性中毒急救术。

【知识目标】

了解狂犬病相关知识点；
熟悉烧烫伤的临床表现；
掌握烧烫伤、动物咬伤和急性中毒急救操作流程。

【技能目标】

能快速、准确地判断病情；
能有序、规范地展开救护；
能正确、全面地判断救护效果。

【素质目标】

具有敏锐的洞察力和分析能力；
具有临危不惧、忙而不乱的心理素质；
具有良好的人际关系和沟通能力；
具有高度的责任心和慎独精神。

家庭急救技术

任务一　烧烫伤

任务描述

我国传统节日端午节到了,王奶奶带领全家包粽子。10岁的孙子豆豆趁大家不注意独自掀开锅盖查看粽子时手臂不慎被热蒸汽烫伤。家政服务员小王发现该状况,立即展开紧急救护。

工作任务:

家政服务员为豆豆进行烫伤紧急处理。

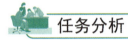

完成该任务需要家政服务员具备急救意识和爱伤观念等职业素养;知悉烧烫伤的临床表现、现场急救原则;实施病情判断、局部降温、去除衣饰、保护创面等操作;达到尽快降低损伤、防止感染的目的。

任务重点:局部降温、保护创面。

任务难点:伤情判断和感染预防。

烧烫伤　烧烫伤的处理

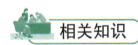

一、烧烫伤基本知识

烧烫伤是生活中常见的损伤,最常见的致伤原因为热力烧伤如沸水、火焰、热金属及蒸汽等;其次为化学腐蚀剂烧伤如强酸强碱等;再次为电灼伤、放射烧伤、闪光烧伤等。

(一) 烧烫伤的临床表现

烧伤的严重程度取决于受伤组织的深度和范围,一般可分为轻度烧伤、中度烧伤和深度烧伤。

1. 轻度烧伤　皮肤红、肿、明显触痛、热感觉过敏,表面干燥没有水泡。
2. 中度烧伤　剧痛,因破坏了表皮细胞,组织液渗漏到烧伤部位表皮下形成水泡。
3. 深度烧伤　由于皮肤的神经末梢被破坏,一般没有痛觉,常掩盖了损伤的严重程度;受伤皮肤呈皮革状、苍白或烧焦,需要做紧急医疗处理。

(二) 烧烫伤面积的计算方法

目前,在临床上一般采用新九分法与手掌法估计烧伤面积。

1. 新九分法　是对人体烧伤所采用的新的临床估计烧伤面积的方法。

新九分法将体表面积分成 11 个 9% 与 1 个 1%。其中头颈部占 1 个 9%(发部 3%,面部 3%,颈部 3%);双上肢占 2 个 9%(双手 5%,双前臂 6%,双上臂 7%);躯干占 3 个 9%(腹侧 13%,背侧 13%,会阴部 1%);双下肢占 5 个 9% 及 1 个 1%(双臀 5%,双足 7%,双小腿 13%,双大腿 21%)(图 3-1)。

儿童头相对较大,下肢短小,按以下方法计算:头颈部面积=[9+(12-年龄)]%,双下肢等于[46-(12-年龄)]%,双上肢和躯干同成年人。

2. 手掌法　是以患者自己一侧手掌并拢的面积相当于身体皮肤面积的 1% 来估计烧伤面积的方法。

无论用哪种方法计算,烧伤面积在 10% 以上,或者有面部、手、呼吸道烧伤的为严重烧伤,可能危及生命,致残率高。

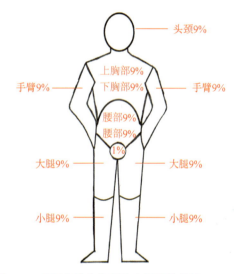

图 3-1　成年人体表各部位表面积的估计(100%)

二、烧烫伤急救基本知识

发生烧烫伤时需要立即进行正确的现场处理,严重烧伤如若处理不当,不但容易留下瘢痕和残疾,还会危及生命。

(一) 烧烫伤的现场救护原则

脱离热源、冷却伤口、保护创面、防止感染、及时就医。

(二) 轻度烧伤或小面积烧伤的家庭急救方法

简单概括为:冲、脱、泡、盖、送。

1. 冲　立即用清洁冷水冲洗创面,降低创面温度,减轻高温渗透所造成的组织损伤持续加重。头、胸、腹部可用冷毛巾湿敷,但不宜使用冰敷以免引起血管过度收缩而造成组织缺血。

2. 脱　边冲洗边将烧烫伤处的衣服、鞋、皮带、戒指、手表等在冷水中小心地剥除。

3. 泡　对于疼痛明显者持续在冷水中浸泡20~30分钟或至疼痛减轻。

4. 盖　即保护创面。如伤口仅是小面积的红肿或是出现小水泡，经冷却擦干后，可直接涂抹烧伤膏。如烫伤创面过大、过深，可用厨房用保鲜膜去掉前两圈，然后用干净的部分轻轻缠绕伤处，也可选择消毒敷料、不带绒毛的布类，或经高温熨烫过的干净床单，覆盖伤口。

5. 送　即协助就医。安抚患者，记录受伤的细节，等待救援的同时观察并记录患者生命体征等情况，抓紧时间送往医院进一步处理。

（三）严重烧烫伤实施要点

严重烧烫伤常见于火灾引起的大面积烧伤、人掉入沸水中、高压电大面积烧伤、严重的酸碱烧伤等。患者主要表现为伤处大面积水疱或破溃，深度烧伤患者皮肤呈皮革样或焦炭样。患者疼痛剧烈、呼吸急促、脉搏细速、口渴、尿少或无尿，甚至发生休克、昏迷。

1. 救护患者立即脱离危害现场，并立即拨打"120"急救电话。

2. 立即脱去烧着的衣物或被开水浸湿的衣物，救援到达前尽快用冷水冲洗或浸泡、冷却烧伤部位，以降低皮肤温度。可用水管冲或将干净的布单浸上冷水包裹身体进行冷敷，在冷却创面的同时要小心地除去患者的皮带、鞋、首饰、手表等。妥善保护创面，用清洁的被单或衣物简单包扎，尽量不要弄破水泡，以保护表皮防止感染。

3. 救治过程中随时检查患者的神志、呼吸、脉搏，应分轻重实施救护。呼吸道烧伤时易发生窒息，需要高度警惕。一旦发生窒息或呼吸心跳骤停，立即进行心肺复苏术。

4. 尽快送往医院进一步治疗。搬运患者时动作轻柔，行进平稳，密切观察记录患者情况，随时准备抢救。

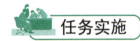

一、脱离热源

迅速协助患者脱离危险环境或热源，并置于安全通风处，同时注意安抚患者。

二、判断患者伤情

1. 评估患者烧伤部位、面积、深度，判断烧伤程度。
2. 评估患者意识、呼吸。

三、急救准备

1. 呼叫家人并根据伤情拨打"120"急救电话，家政服务员同步展开急救。
2. 用物准备：就地取材，视伤情准备清洁水、剪刀、保鲜膜、消毒敷料、清洁床单、烫伤膏等。

四、实施

烧烫伤急救流程见表3-1。

模块三　家庭意外危险抢救技术

表 3-1　烧烫伤急救流程

操作步骤与操作过程		要点说明与注意事项
1. 局部降温 图 3-2　冷水冲洗	根据患者实际情况、受伤部位、程度选择合适的降温方法 ◆ 冷水冲洗：家政服务员站在患者一侧，拧开水龙头，持续用缓和的流动冷水冲洗患者伤口（图 3-2） ◆ 冷水浸泡：将伤处置于清洁冷水中浸泡，水温以患者能耐受为准，夏季可在水中加冰块加快降温 ◆ 毛巾湿敷：头、胸、腹等不方便冲洗浸泡的部位可用冷毛巾湿敷	● 冲洗水压不宜过大或将水流直对伤处，防止因水流压力过大对伤处造成二次伤害 ● 不可以直接冰敷，以免冻伤 ● 冷疗时间无明确限制，一般 20~30 分钟或疼痛明显减轻为止
2. 去除衣饰 图 3-3　脱去衣物	◆ 脱去衣物：在冷水中用轻柔的动作脱掉患者的衣服，如果衣服粘住皮肉，在水中用剪刀小心地沿伤口周围将衣物剪开（图 3-3） ◆ 去除饰品：在水下轻轻除去创面附近手表、首饰等物品	● 不要胡乱扯下衣物，以免引起烫伤的表皮与衣物产生摩擦而加重对烫伤皮肤的损害，甚至会将烫伤的表皮拉脱 ● 在创面肿胀前要轻轻除去首饰、手表等物品，以减轻后续伤害
3. 保护创面 图 3-4　敷料覆盖	创面覆盖可就地取材选用无菌敷料、不带绒毛的布类或保鲜膜 ◆ 敷料覆盖：使用无菌纱布或干净的棉布覆盖于伤口，并加以固定（图3-4） ◆ 保鲜膜覆盖：去掉保鲜膜前两圈，然后用干净的部分轻轻缠绕伤处固定	● 轻微的烧烫伤创面经冷疗后可直接外涂烧伤膏，不用覆盖 ● 不要使用黏性敷料、纸类或不洁布类覆盖创面 ● 在烫伤部位不要涂牙膏、酱油等，以免增加感染机会
4. 安置患者	◆ 安抚患者 ◆ 观察伤口情况，询问患者感觉，根据伤情送往医院 ◆ 记录发生的事件、患者受伤的细节、采取的治疗措施	● 不要弄破水泡，以免造成感染 ● 急救同时注意观察患者面色、呼吸等情况

五、评价

1. 救护及时有效，未发生伤口感染等并发症。
2. 工作态度严谨，充分体现专业素质。
3. 救护达到预期目的。

家庭急救技术

知识拓展

烧伤外科的开拓者——盛志勇院士

盛志勇院士是我国烧伤外科的奠基人之一。在近70年的医学生涯中，他带领团队收治烧伤患者2万余例，通过医疗创新技术，将我国危重烧伤救治水平推向世界领先地位。我国烧伤总治愈率和半数致死烧伤面积分别达到99.80%和98.97%。这一数据远高于全美国28个烧伤中心的95%和81%的平均水平，以及英国伯明翰烧伤中心94%和42.83%的治疗水平。我国大面积重度烧伤患者的生存率领先于世界。

任务评价

烧烫伤急救任务评价见表3-2。

表3-2 烧烫伤急救任务评价

项目	评价标准
知识掌握	说出烧烫伤的临床表现（8分） 说出烧烫伤的面积计算方法（3分） 说出烧烫伤的现场救护原则（4分） 说出局部降温注意要点（10分） 说出创面保护方法（3分） 回答熟练、全面、正确
操作能力	能迅速判断患者烧烫伤伤情（5分） 迅速采用正确降温方法（10分） 能用正确方法脱去伤处衣饰，未造成二次伤害（10分） 迅速找寻合适材料保护创面（10分） 操作流程熟练，反应迅速（5分） 操作要娴熟、正确、到位
人文素养	伤情判断快速准确，体现专业性（10分） 抢救工作有条不紊，就地取材，处理得当（12分） 有爱伤观念，操作中体现人文关怀（10分）
总分（100分）	

同步测试

单项选择题

1. 采用手掌法计算小面积烧伤，是以患者的手掌进行估算，五指并拢的掌面为体表面积的（　　）。

  A. 0.25%　　　　B. 0.5%　　　　C. 1%

  D. 1.25%　　　　E. 1.5%

104

2. 在充分的冲洗和浸泡后，应在（　　）中小心除去衣物。
   A. 热水　　　　　　B. 冷水　　　　　　C. 冰水
   D. 生理盐水　　　　E. 以上都对
3. 烧烫伤后不要在伤处涂抹（　　），可能会造成伤口细菌感染，并有可能加重烧烫伤深度。
   A. 草药　　　　　　B. 牙膏　　　　　　C. 醋
   D. 酱油　　　　　　E. 以上都是
4. 将烧烫伤的部位用清洁的流动冷水轻轻冲或浸泡（　　），冷水可将热迅速散去，以降低对深部组织的伤害。
   A. 3分钟　　　　　 B. 5分钟　　　　　 C. 5~10分钟
   D. 10~20分钟　　　 E. 20~30分钟或至疼痛减轻
5. 烧烫伤急救步骤是（　　）。
   A. 冲—脱—泡—盖—送
   B. 冲—盖—泡—送—脱
   C. 脱—泡—冲—送—盖
   D. 送—脱—冲—泡—盖
   E. 脱—冲—泡—盖—送

任务二 动物咬伤

任务描述

家政服务员小王带李奶奶到小区楼下参加学党史活动，李奶奶的左脚不慎被邻居家小狗咬伤。小王发现该状况后，立即展开紧急救护。

工作任务：
家政服务员为李奶奶进行伤口紧急处理。

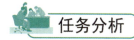

任务分析

完成该任务需要家政服务员具备急救意识和人文关怀等职业素养；知悉动物咬伤相关知识，动物咬伤伤口处理基本原则与流程；正确实施深度清洗、局部消毒等操作；达到预防伤口感染的目的。

动物咬伤

猫狗咬伤初步处理

任务重点： 深度清洗、局部消毒。
任务难点： 充分清洗伤口。

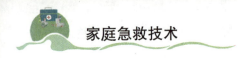

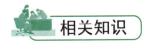

一、动物咬伤基本知识

自然界中很多动物会利用其牙、爪、刺等咬伤、蜇伤人类，进而引起人体组织损伤、继发感染、过敏、传染病等。大多数动物咬伤是由人类熟悉的动物（宠物）所致，如猫狗咬伤。但随着户外活动增加，人们被蛇咬伤、昆虫蜇伤也常有发生。

二、动物咬伤分类

（一）猫狗咬伤

我们日常生活中不慎被猫、狗等宠物咬伤较为常见，而狂犬病毒就有可能随着动物的唾液由伤口进入人体。

狂犬病潜伏期通常为1~3个月，短则不到1周，长则1年以上。狂犬病初起症状并不典型。如被生病的猫、狗咬伤或抓伤，伤口局部可有麻、痒、痛、蚁走感等异样感觉。在狂犬病早期，患者多有低热、头痛倦怠、恶心、全身不适等酷似感冒的症状；后期因大脑感染病毒，出现一系列神经兴奋与麻痹症状，包括恐惧不安，对声、光、风、痛较敏感，恐水、咽肌痉挛、进行性延髓瘫痪，患者可因呼吸、循环衰竭而死亡。

（二）蛇咬伤

随着户外郊游、自助游的兴起，被蛇咬伤的事件也相应增多。蛇分无毒（普通）蛇和毒蛇两类。人如果被毒蛇咬伤，蛇毒会通过伤口沿淋巴及血液循环扩散至全身，引起一系列的中毒症状。

不同蛇的毒性成分不同，通常蛇毒可分为以下三种类型：

1. 神经毒　伤处仅有麻痒感或麻木感，咬伤后1~3小时内患者可出现头晕、视物模糊、言语不清、肢体软瘫、恶心、呕吐、呼吸困难等全身中毒症状；重者可导致呼吸循环衰竭。

2. 血液循环毒　伤处迅速肿胀、发硬、流血不止，剧痛，皮肤呈紫黑色；患者恶寒发热、心律失常、烦躁不安或谵妄，还有皮肤紫斑、血尿和尿少、黄染等；最后可导致心、肾、脑等的衰竭。

3. 混合毒　同时出现神经毒和血液循环毒的表现。

（三）昆虫蜇伤

常见的毒虫咬伤包括蜂类蜇伤、蝎子蜇伤等。

根据毒虫种类不同，叮咬的损伤各有不同，轻度者伤处有灼痛、肿胀、发红、瘙痒；严重蜇伤尤其是蜇伤头面部时，可出现头晕、腹痛、恶心呕吐、全身皮疹，重者可发生哮喘、呼吸困难、昏迷不醒等。

三、猫狗咬伤急救处理基本知识

狂犬病病毒会引起致命的中枢神经系统感染，一旦出现狂犬病症状，死亡率接近

100%。因此，必须做好现场急救，如被猫、狗咬伤或抓伤，一定要对伤口进行及时处理并尽快注射疫苗。

（一）急救原则

遵循"先清洗，再止血"的原则，不要盲目止血。若伤口流血，只要流血不是过多、过快，就不要着急止血，因为流出的血液可将伤口处残留的毒素冲走。

如果伤口较深，流血为涌出、喷出，则可能损伤到大血管，应立即用干净的手绢、纱布或衣物压迫伤口或按压伤肢近侧的肢体血管止血，并抬高受伤部位，立即送往附近医院。

（二）基本操作内容

1. 及时深度清洗　用20%的肥皂水和流动水反复深度清洗伤口，时间不短于20~30分钟，把含有病毒的动物唾液、血水冲洗干净。

2. 局部消毒　冲洗完后用75%乙醇或安尔碘擦拭伤口内外，如附近没有消毒用品也可暂时用50~70度的白酒局部消毒。在做好伤口紧急清洗、消毒后，要前往附近医院对伤口做进一步处理。

3. 止血　如被咬伤较重，在清洗消毒的过程中血流不止，可视伤情在清洗消毒伤口之后用干净的手绢、纱布或衣物等紧紧压迫伤处止血，并就近送往医院进一步处理。除伤及大血管外，狗咬伤一般禁止缝合和包扎。

4. 注射疫苗　24小时内前往指定医院接受狂犬病疫苗的注射。通常是在28天到1个月之内接受5针人用狂犬病疫苗，分别为被咬伤当日、第3日、第7日、第14日和第28日。在注射疫苗期间，应注意不饮酒，不喝浓茶、咖啡等刺激性饮料；不吃辣椒、葱、大蒜等刺激性食物；同时要避免剧烈运动、过度疲劳或受凉，防止感冒。

四、蛇咬伤急救处理基本知识

被蛇咬伤后首先要保持镇静，切记不要奔跑或高声呼救，应立即原地坐下来或取卧位以减慢血液循环、减弱毒素在体内的扩散，第一时间拨打"120"急救电话。

（一）判断是否为毒蛇咬伤

如伤口为一对较深牙痕，且咬伤局部立即出现麻木、肿痛或出血等情况可初步判断为毒蛇咬伤；若伤口为两排细小的锯齿状牙痕，且20分钟内没有局部疼痛、肿胀、麻木等症状，可初步判断为无毒蛇咬伤。

（二）毒蛇咬伤急救处理基本操作内容

1. 早期结扎　如被毒蛇咬伤，需要在最短的时间内在肢体伤口近心端上方约10 cm处用止血带（如布条、鞋带、领带等）结扎，松紧度以能伸进一根手指为宜，不宜过紧，每20~30分钟放松1~2分钟，以免引起肢体缺血坏死。

2. 冲洗伤口　结扎后再立即用清水、肥皂水或1∶5 000高锰酸钾溶液彻底冲洗伤口及周围皮肤，减少伤口处的毒液。冲洗过程中检查伤口，如伤口内有毒牙残留，用小刀或其他尖锐物经火烧或乙醇消毒后迅速将其挑出。

3. 扩创排毒　伤口在经过冲洗处理后，用小刀或其他尖锐物以牙痕为中心做"十"字形切开，深度至皮下，不宜过深，以免损伤血管。然后用双手从肢体的近心端向伤口方向反

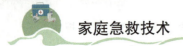

复均匀推挤,使毒液从伤口中排出,并且边挤压边用清水冲洗伤口,直至伤口局部由青紫色转为正常皮肤颜色,伤口流出鲜红色血液为止。注意不建议用嘴吸毒液,防止施救者中毒。

4. 尽快送医治疗　在进行简单急救处理后,尽快送往专业的蛇毒治疗医院,注射抗毒血清。

五、昆虫蜇伤急救处理基本知识

被昆虫蜇伤后需要重点观察有无过敏症状,如果患者出现面部、颈部肿胀,全身出现皮疹,腹痛,哮喘或呼吸困难等症状,需要立即拨打"120"急救电话,并在等待救援期间密切观察记录患者伤情及生命体征变化。其基本操作内容如下。

1. 清除断刺　被蜇伤后,毒毛、毒刺可能留在皮肤中,应立即拔出或用针挑出,也可用透明胶带粘在发痒部位后再用力撕开,粘掉毒针或毒毛。注意不要挤压蜇伤处,以免增加毒液的吸收。

2. 冲洗伤口　用流动的冷水仔细清洗伤口部位。蜜蜂蜇伤,因其毒液多为酸性,可用肥皂水、3%氨水或5%碳酸氢钠液涂敷蜇伤局部;黄蜂蜂毒与蜜蜂蜂毒不一样,为弱碱性,所以局部可用食醋或1%醋酸擦洗伤处。

3. 减轻肿胀　抬高受伤部位,局部用冰袋冷敷,减轻肿胀。如果被蜇部位在嘴或喉部,可给予患者口含冰块或小口喝凉水的方式预防嘴或喉部组织发生肿胀。

4. 观察生命体征　注意有无过敏性休克的症状。一旦因过敏性休克发生心跳、呼吸停止,立即现场进行心肺复苏。

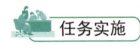

一、评估周围环境

1. 判断周围环境是否安全,以确保患者和自身的安全。
2. 脱离危险环境。

二、判断患者病情

1. 评估患者的受伤种类、伤情轻重。
2. 评估患者的意识、呼吸、心跳等生命体征。

三、紧急呼救

1. 呼叫家人并要求其立即拨打"120"急救电话,家政服务员同步实施紧急救护。
2. 用物准备:就地取材,包括肥皂水、75%乙醇、安尔碘、止血带、透明胶带、小刀等。

四、实施

动物咬伤急救操作流程见表3-3至表3-5。

模块三 家庭意外危险抢救技术

表3-3 猫狗咬伤急救操作流程

操作步骤与操作过程		要点说明与注意事项
1. 挤压伤口 图3-5 挤压伤口	◆ 对于创伤面较小，流血不多的伤口，从近心端向伤口处挤压出残血，以利毒素排出（图3-5）	• 操作切忌盲目压迫止血，应遵循"先清洗，再止血"的原则
2. 清洗伤口 图3-6 清洗伤口	◆ 20%肥皂水不断清洗伤口 ◆ 打开水龙头，调至大流量，直对伤口冲洗20~30分钟，并用力挤压伤口周围软组织尽力挤出污血（图3-6）	• 猫狗咬伤的伤口往往外口小、里面深，冲洗时尽量将伤口扩大，使其充分暴露 • 冲洗的水流要急，水量要大，时间要充足
3. 局部消毒 图3-7 局部消毒	◆ 用75%乙醇或安尔碘对伤口由内到外擦拭数次（图3-7） ◆ 观察伤口情况 ◆ 安抚患者	• 如没有消毒用品也可暂时用50~70度的白酒代替 • 除伤及大血管外，狗咬伤一般禁止包扎
4. 安置患者	◆ 安排患者前往附近医院进一步处理伤口 ◆ 安排狂犬病疫苗接种时间	• 做好陪同护理 • 适时讲解狂犬病疫苗接种必要性，安抚患者情绪

表3-4 毒蛇咬伤急救操作流程

操作步骤与操作过程		要点说明与注意事项
1. 安置患者	◆ 协助患者取坐位或卧位，伤肢位置尽量低于心脏位置，限制活动 ◆ 安抚患者，保持患者镇静 ◆ 拨打"120"急救电话	• 安抚患者情绪、减少因呼喊或剧烈活动导致的毒液扩散
2. 评估伤情	◆ 查看咬伤处牙痕及伤口情况初步判断是否为毒蛇咬伤 ◆ 毒蛇咬伤：伤口为一对较深牙痕，且咬伤局部麻木、肿痛，全身症状也较明显	• 如鉴别不清是否为毒蛇咬伤，则先按毒蛇咬伤处理

续表

操作步骤与操作过程		要点说明与注意事项
2. 评估伤情	◆无毒蛇咬伤：伤口为两排细小的锯齿状牙痕，且20分钟内局部没有疼痛、肿胀、麻木等症状	◆无毒蛇咬伤只需要对伤口进行清洗、止血、包扎，到医院注射破伤风疫苗即可
3. 早期结扎 图 3-8　止血带结扎	◆早期结扎：肢体伤口近心端上方约10 cm处用止血带结扎（图3-8） ◆定时放松：每20~30分钟放松止血带1~2分钟	◆止血带可就地选用，如毛巾、鞋带、皮带、领带等 ◆结扎不宜过紧，松紧度以能伸进一根手指为宜，以免引起肢体缺血坏死
4. 冲洗伤口 图 3-9　冲洗伤口	◆用大量清水、肥皂水或1∶5 000高锰酸钾溶液彻底冲洗伤口及周围皮肤(图3-9)	◆多次反复冲洗可以减少伤口外表的毒液 ◆不要用乙醇进行清洗
5. 扩创排毒 图 3-10　"十"字形切开	◆乙醇消毒小刀或其他尖锐物 ◆以牙痕为中心做"十"字形切开，深至皮下（图3-10） ◆从肢体的近心端向伤口方向反复挤压，直到伤口局部由青紫色转为正常皮肤颜色、伤口流出鲜红色血液	◆切口不宜过深，以免损伤血管 ◆边挤压边用清水冲洗伤口，促使毒液从切开的伤口排出体外 ◆不建议用嘴吸毒液，防止施救者中毒
6. 送往医院	◆尽快送往专业的蛇毒治疗医院，注射抗毒血清	◆保持安静、限患肢活动，注意观察患者意识及生命体征变化

表 3-5　昆虫蜇伤急救操作流程

操作步骤与操作过程		要点说明与注意事项
1. 清除断刺	查看伤口处有无毒毛、毒刺残留，选用合适的方法清除 ◆拔出或用针挑出毒毛、毒刺 ◆用透明胶带粘在发痒部位后再用力撕开，粘掉毒刺或毒毛	

续表

操作步骤与操作过程		要点说明与注意事项
2. 清洗伤口 图 3-11 清洗伤口	◆用流动的冷水或合适的冲洗液仔细清洗伤口的部位（图 3-11）	• 蜜蜂蜇伤可用弱碱性液（如肥皂水、3% 氨水、5% 碳酸氢钠溶液）冲洗、外敷，黄蜂蜇伤则用酸性液冲洗外敷 • 蜈蚣、蝎子、蜘蛛蜇伤，可用弱碱性液冲洗伤口
3. 减轻肿胀	◆抬高受伤部位，局部冷敷 ◆如被蜇部位在嘴或喉部，给予患者口含冰块或小口喝凉水	• 嘴或喉部组织发生肿胀，有导致呼吸道阻塞的危险，一旦喉部肿胀扩大，需要立即拨打"120"急救电话
4. 安置患者	◆安抚患者 ◆观察生命体征，注意有无全身过敏性反应的症状	• 不管被何种毒虫蜇伤，只要全身出现皮疹、腹痛、恶心呕吐、哮喘、呼吸困难、昏迷不醒等情况，均需要及时送到医院救治

五、评价

1. 救护处理反应迅速，流程熟练，充分体现专业素质。
2. 患者和家属理解救护程序，情绪稳定，主动配合。

> **知识拓展**
>
> ### 世界狂犬病日
>
> 世界狂犬病日（World Rabies Day）为每年的 9 月 28 日，是在国际狂犬病控制联盟的倡议下，世界卫生组织、世界动物卫生组织和美国疾病预防控制中心等共同发起的。通过设立世界狂犬病日，将集合众多的合作者和志愿者，群策群力，尽快使狂犬病成为历史。
>
> 第一个"世界狂犬病日"是 2007 年 9 月 28 日，各国纷纷开展相应宣传活动，相关的各项活动获得里程碑式的成功，将全球的狂犬病预防和控制工作向前推进了一大步。
>
> 2019 年 9 月 28 日是第十三个世界狂犬病日，主题是"接种疫苗以消除狂犬病"。
>
> 2020 年 9 月 28 日是第十四个世界狂犬病日，主题是"终结狂犬病：协作，接种免疫"。

任务评价

动物咬伤急救任务评价见表3-6。

表3-6 动物咬伤急救任务评价

项目	评价标准
知识掌握	说出动物咬伤临床表现（6分） 说出动物咬伤后急救处理流程（10分） 说出深度清洁的注意事项（5分） 说出狂犬病疫苗注射的必要性（4分） 说出狂犬病疫苗注射的时间（4分） 回答熟练、全面、正确
操作能力	能迅速判断患者伤情，做到反应迅速（10分） 能正确挤压伤口，排净污血（5分） 能用正确方法清洗伤口，保证冲洗时间（5分） 冲洗后能正确进行局部消毒（10分） 能够正确向患者介绍狂犬病疫苗注射的必要性，并协助患者按时去往定点医院注射（6分） 正确判断伤口处理的效果，包括伤口止血、感染情况等（5分） 操作要娴熟、流程正确、到位
人文素养	反应迅速，有时间观念（10分） 救治工作流程熟练，有条不紊（10分） 有爱伤观念，体现人文关怀（10分）
总分（100分）	

同步测试

单项选择题

1. 狂犬病临床表现有（　　）。
   A. 高热、头痛、呕吐、咬伤处疼痛　　B. 有怕水、怕光、怕声的"三怕"症状
   C. 流涎　　D. 咽肌痉挛
   E. 以上全是

2. 狂犬病不可能通过下列哪种方式传染（　　）。
   A. 被狗惊吓　　B. 伤口接触患病动物的分泌物
   C. 病犬抓伤　　D. 被狗舔舐
   E. 被猫咬伤

3. 动物咬伤后伤口的处理方法正确的是（　　）。
   A. 立即对咬伤部位彻底清洗和消毒，包扎起来，并及时前往疾控部门接种狂犬病疫苗
   B. 没"破皮"就不管它了，也不用接种狂犬病疫苗
   C. 一旦被动物咬伤后应立即进行咬伤部位的彻底清洗和消毒，除伤及大血管外，伤口

不要包扎，并及时前往疾控部门接种狂犬病疫苗

D. 无须处理伤口，直接注射狂犬病疫苗即可

E. 只需要注射破伤风疫苗即可

4. 被动物咬伤或抓伤后的正确处理方法及顺序是（　　）

A. 立即冲洗伤口—包扎伤口—及时注射狂犬病疫苗

B. 立即注射狂犬病疫苗—及时冲洗伤口—包扎伤口

C. 用唾液涂抹伤口—及时注射狂犬病疫苗—包扎伤口

D. 立即冲洗伤口—局部消毒—就医并及时注射狂犬病疫苗

E. 立即冲洗伤口—包扎伤口—及时注射狂犬病疫苗

5. 被狗咬伤后免疫程序是（　　）

A. 0、7、21 天各接种 1 剂

B. 0、3、7、14、28 天各接种 1 剂

C. 0 天 2 剂，7、21 天各接种 1 剂

D. 当天接种 1 剂

E. 直接注射免疫球蛋白

任务三　急性中毒

任务描述

家政服务员小王早上 9 点到达李奶奶家后，李奶奶自诉恶心、腹部绞痛并独自卧床休息。小王详细询问李奶奶情况并查看李奶奶吃剩的早餐，发现李奶奶吃剩的肉包子有酸腐气味。小王初步判断李奶奶为食物中毒并立即展开紧急救护。

工作任务：

家政服务员为李奶奶进行食物中毒紧急救护。

任务分析

完成该任务需要家政服务员具备丰富扎实的急救知识和敏锐的观察力等职业素养；知悉常见急性中毒原因、临床表现，食物中毒抢救流程等基本知识；实施正确的病情判断、催吐、导泻、解毒、急救效果判断等操作；达到减少毒物的吸收，减轻中毒症状的目的。

急性中毒　　急性食物中毒催吐方法

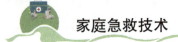

家庭急救技术

任务重点：催吐、导泻。
任务难点：病情判断。

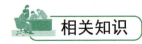

一、急性中毒基本知识

急性中毒是指毒物短时间内进入人体，达到中毒量而产生机体损害的一种全身性疾病。中毒方式有食入、吸入、接触等。我们日常生活中常见的有食物中毒、药物中毒和煤气中毒。

（一）食物中毒

食物中毒是由进食变质的或含有毒素的食物引起的急性中毒性疾病。

1. 食物中毒的临床表现。

多数以急性胃肠炎症状为主，如恶心、呕吐、腹痛、腹泻等，往往伴有发热。患者可伴有头痛、脉搏细弱、血压下降、脱水等症状，严重者会出现毒血症、休克、呼吸困难、昏迷甚至死亡。

2. 食物中毒的分类及原因。

（1）细菌性食物中毒：是指人们摄入含有细菌或细菌毒素的食物而引起的中毒。食物被细菌污染的主要原因包括：①食用病禽、病畜；②炊具不洁，砧板、刀、碗筷等用具被细菌污染或生熟食物未分开，发生交叉感染；③卫生状况差，蚊蝇等滋生病菌；④食物加热不充分，未煮熟、煮透。

（2）真菌毒素食物中毒：真菌在谷物或其他食品中生长繁殖产生有毒的代谢产物，人食用这种毒性物质发生的中毒，称为真菌性食物中毒，以霉变甘蔗、霉变玉米中毒等较为常见。

（3）动植物性食物中毒：是食用有毒的动植物而引发的中毒，常见的易引起中毒的食物有河豚、苦杏仁、毒蘑菇、发芽的土豆等。

（4）化学性食物中毒：常见于食物被有害的化学物质污染，或者违规添加了非食用性或被禁止使用的添加剂，以及超量使用了食物添加剂等导致的食物中毒。

（二）药物中毒

药物中毒是指当药物进入人体后，在效应部位积累到一定程度，引起组织器官的功能损害，其结果取决于药物的种类和服用途径的不同。生活中通常是由药物误服、用药过量、药物滥用、意外接触有毒物质、药物自杀所引起。如治疗不及时，可引起心功能衰竭、呼吸功能衰竭等一系列并发症，严重时可导致患者死亡。

（三）煤气中毒

煤气中毒是在日常生活中发生的有害气体中毒事件中最常见的一种。通常我们所说的煤气中毒即指急性一氧化碳中毒。常见于炉灶、烟囱漏气或煤炉取暖，门窗紧闭排烟不良等原因造成。

吸入的一氧化碳会在血液中与人体红细胞中的血红蛋白紧密结合形成碳氧血红蛋白，从而阻止血红蛋白与氧气结合，使血红蛋白失去输送氧气的功能，人一旦缺少氧气供应，很快引起昏迷并危及生命。轻度中毒者会产生眼花、心慌、胸闷、恶心、身体无力等症状；中度中毒者出现神志不清、烦躁不安、皮肤黏膜呈樱桃红色等症状；重度中毒者出现休克、昏迷、四肢抽搐、大小便失禁甚至危及生命。

二、急性中毒急救基本知识

急性中毒急救原则以减少毒物的吸收，减轻中毒症状为目的，若中毒严重者应紧急送医。

1. 切断毒源。

（1）立即停止食用可能引起中毒的食物、药物，阻止毒物继续吸收，保留可疑食物和呕吐物、粪便等以备进行化验，确定中毒性质。如果是经皮肤、黏膜吸收导致中毒，应立即脱去污染的衣服，用大量清水冲洗，以防再吸收。

（2）经呼吸道吸入中毒（如煤气中毒）者应迅速将患者移到空气新鲜、流通处，使患者平卧，注意保暖。如患者已发生呼吸、心跳停止，应立即进行心肺复苏术。

2. 催吐。

食物中毒或口服药物中毒，对中毒不久而无明显呕吐者，可让患者饮入大量清水，用手指、筷子、牙刷等伸向喉咙深处刺激咽后壁或压迫舌根，促进呕吐。如此反复数次，直至吐出物澄清、无味为止。注意若中毒物具有腐蚀性或患者已经出现抽搐、惊厥、昏迷等情况时禁用催吐。

3. 导泻。

若患者服用食物时间较长，超过 2~3 小时，而且患者精神较好，身体条件允许，则可用大黄、番泻叶煎服或用开水冲服导泻，促使中毒食物尽快排出体外。但如果中毒者极度虚弱，或已经出现严重腹泻，则不宜导泻。

4. 解毒。

因食用变质的鱼、虾、蟹等引起的食物中毒，可取食醋 100 毫升加水 200 毫升，一次服用。若是误食了变质的饮料或防腐剂，可用鲜牛奶或其他含蛋白质的饮料灌服。

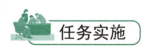

一、评估周围环境

1. 判断周围环境是否安全，以确保患者和自身的安全。
2. 脱离危险环境。

二、判断患者病情

（一）食物中毒

根据进食时间、食物种类和症状判断是否发生了食物中毒。

1. 食用某种食物后发病，潜伏期短，发病急剧。

2. 以急性胃肠炎症状为主，主要表现为恶心、呕吐、腹痛、腹泻并伴发热。
3. 共食同一食品者，在相近时间内均发生相似症状。

（二）药物中毒

患者有服药史，且出现相应症状。通常轻度中毒者可表现头晕、头痛、恶心、呕吐，中枢神经系统出现兴奋或抑制。重度中毒者可出现不同程度的意识障碍，如表情淡漠、反应迟钝、嗜睡、昏迷、大小便失禁等，常危及生命。

（三）煤气中毒

1. 评估患者的伤情轻重。
2. 评估患者的意识、呼吸、心跳等生命体征。

三、紧急呼救

1. 呼叫家人并要求其立即拨打"120"急救电话，家政服务员同步实施紧急救护。
2. 用物准备：就地取材。

四、实施

急性中毒急救操作流程见表 3-7 至表 3-9。

表 3-7　急性食物中毒急救操作流程

操作步骤与操作过程		要点说明与注意事项
1. 切断毒源	◆立即嘱患者及家人停止食用可疑食物	◆对可疑食物取样保留，以备查明毒素种类
2. 催吐 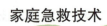 图 3-12　催吐	◆协助患者服用温开水 300～500 毫升，帮助患者用手指、筷子或牙刷等伸向喉咙深处刺激咽后壁或压迫舌根，促进呕吐，反复数次（图 3-12） ◆家政服务人员站于患者一侧搀扶患者，预防患者跌倒 ◆密切观察患者一般状况及催吐效果，记录患者呕吐量、颜色、性状	◆若患者呈昏迷或出现抽搐、惊厥症状禁用催吐 ◆如经大量温水催吐后，呕吐物已为较澄清液体时，可适量饮用牛奶以保护胃黏膜 ◆如在呕吐物中发现血性液体，应考虑可能出现胃、食管或咽部出血，此时宜停止催吐
3. 导泻 图 3-13　番泻叶	◆观察患者一般情况，若患者精神较好，可用番泻叶（图 3-13）或大黄煎汤，协助患者服用 ◆服用后观察患者大便量、颜色、性质、次数	◆如中毒者极度虚弱，或已经出现严重腹泻，则不宜导泻

续表

操作步骤与操作过程		要点说明与注意事项
4. 判断效果	◆如果患者中毒较轻，神志清醒，协助患者多饮淡盐水、葡萄糖水或稀释的果汁，卧床休息 ◆如果出现神经系统症状或中毒症状未减轻应紧急送医院	•去医院时带上可疑食物的样本，或者保留呕吐物、排泄物，供实验室检查使用
5. 整理记录	◆整理用物，记录事件经过	•整理事件经过，以免再次发生类似事件

表 3-8　急性药物中毒急救操作流程

操作步骤与操作过程		要点说明与注意事项
1. 切断毒源	◆立即停止食用可疑药物 ◆如果是经皮肤、黏膜吸收导致中毒，立即脱去污染的衣服	•根据中毒者病史和用药史、身边存放的药瓶及剩余的药物，结合临床症状，明确中毒药物、服用剂量及其进入的途径
2. 催吐	◆同食物中毒	•若服用药物具有强腐蚀性（如来苏儿或苯酚）禁用催吐，可让患者服用大量鸡蛋清、牛奶或植物油等，减轻毒物对人体的伤害
3. 送医治疗	◆安置患者，立即送往医院进一步治疗 ◆患者已发生呼吸、心跳停止，应立即实施心肺复苏术	•去医院时带上可疑药物，或者保留呕吐物、排泄物，供实验室检查使用

表 3-9　急性煤气中毒急救操作流程

操作步骤与操作过程		要点说明与注意事项
1. 切断毒源	◆关闭气源及一切可能引出火花的火源，打开室内门窗 ◆迅速将患者移到空气新鲜、流通的安全处，使患者平卧，注意保暖 ◆确认环境安全，拨打"120"急救电话。严禁在煤气泄漏现场拨打电话	•空气中一氧化碳达到一定浓度遇火花可引发爆炸 •施救者做好自我保护，用湿毛巾捂住口鼻后低姿进入室内展开援救 •以免引起爆炸
2. 开放气道	◆解开衣扣、腰带，保持呼吸通畅 ◆如患者呕吐，将头转向一侧	•避免呕吐物倒流导致窒息
3. 心肺复苏	◆检查中毒者的呼吸、脉搏和意识，对呼吸、心跳停止的中毒者，立即进行心肺复苏术	•注意安抚患者，避免因情绪激动增加心肺负担及氧气消耗
4. 紧急送医	◆协助送往医院	•注意保暖

五、评价

1. 对患者病情判断准确，救护及时有效，流程熟练。

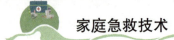

2. 救护过程体现人文关怀。
3. 达到了减轻中毒的目的。

知识拓展

李时珍尝百草

相传大医学家李时珍听说北方有一种药，名叫曼陀罗花，吃了以后会使人手舞足蹈，严重的还会麻醉，便离开家乡，来到北方寻找它。在历尽千辛万苦之后，终于发现了高四五尺，叶像茄子叶，花像牵牛花，早开夜合的曼陀罗花。

为了掌握曼陀罗花的性能，他亲自尝试，并记下了"割疮灸火，宜先服此，则不觉苦也"。在做曼陀罗花毒性试验时，李时珍联想到一本草药书上关于大豆有解百药毒的记载，也进行了多次试验，证实了单独使用大豆是不可能起解毒作用的，如果再加上一味甘草，就有良好的效果，并说："如此之事，不可不知。"

在整个考察过程中，为了辨明药性、药理，他不惜以身试药，尝遍百草。约历经27载寒暑，李时珍终于初步完成了自己心目中的医药典籍，就是后来举世闻名的《本草纲目》。

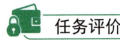

任务评价

急性中毒急救任务评价见表3-10。

表3-10 急性中毒急救任务评价

项目	评价标准
知识掌握	说出急性中毒的定义（8分） 说出食物中毒的临床表现（3分） 说出急性中毒的急救原则（6分） 说出急性中毒的基本急救流程（6分） 说出催吐方法及主要事项（6分） 回答熟练、全面、正确
操作能力	能迅速判断患者食物中毒，并找到病因（8分） 能立刻启动中毒急救程序（5分） 能用正确方法帮助患者催吐（8分） 能准确判断患者病情并实施导泻（8分） 全面判断急救后患者情况，包括意识、生命体征等（6分） 操作要娴熟、正确、到位
人文素养	对突发情况反应敏捷、有独立的思维能力（10分） 救治工作有条不紊、严谨认真（10分） 对待患者态度耐心细致、不怕脏，视患者如亲人（8分） 具有敏锐的观察力和正确的判断力（8分）
总分（100分）	

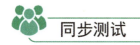

单项选择题

1. 关于急性中毒患者,首要的急救原则是(　　)
   A. 终止接触毒物　　　　　　　　B. 清除进入体内毒物
   C. 对症处理　　　　　　　　　　D. 使用解毒药
   E. 送往医院
2. 下列哪种情况可引起食物中毒(　　)
   A. 炊具不洁　　　　　　　　　　B. 食物加热不充分
   C. 食用霉变甘蔗　　　　　　　　D. 食用含有超量添加剂的不合格食品
   E. 以上都可能
3. 食物中毒最常见反应为(　　)
   A. 急性胃肠炎症状　　　　　　　B. 头痛
   C. 呼吸困难　　　　　　　　　　D. 脱水、休克
   E. 以上都不是
4. 急性食物中毒急救流程不包括(　　)
   A. 停食　　　　B. 催吐　　　　C. 导尿
   D. 导泻　　　　E. 解毒
5. 细菌性食物中毒好发于(　　)
   A. 春季　　　　B. 夏秋季　　　C. 冬季
   D. 春秋季　　　E. 没有季节限制

项目二　环境因素损伤的抢救技术

【项目介绍】

环境因素损伤所涉及的疾病种类较多,其中中暑、淹溺和触电较为常见,其发病的共同点是损伤因子均为外界环境中的物理因子,当人体遭遇这类损伤后会很快出现一系列的病理生理变化,严重者危及生命。需要立即采取有效措施使患者脱离危险环境,并维持患者生命体征、减轻痛苦、防止再损伤。完成本项目需要实施脱离危险环境、生命体征监测、快速降温、断开电源、心肺复苏术等急救技术。

【知识目标】

了解引起环境因素损伤的常见原因;
熟悉各种环境因素损伤的临床表现;
掌握环境因素导致损伤的抢救技术的原理和特点。

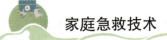

家庭急救技术

【技能目标】

能快速、准确地转移患者使其脱离危险环境；
能娴熟、规范、快速地判断病情和实施救护；
能正确、全面地判断救护效果。

【素质目标】

具有救死扶伤的人道主义精神和职业精神；
具有时间就是生命的急救意识；
具有操作快而不慌、忙而不乱的心理素质；
具有良好的沟通能力和应变能力。

任务一 中暑

任务描述

张爷爷，65岁，夏季外出旅游，烈日下活动1小时后感到头晕乏力，随后昏倒在地，神志不清，双下肢阵发性抽搐，大小便失禁。陪同的家政服务员小李发现该状况，立即对张爷爷展开救护。

工作任务：

家政服务员为张爷爷进行中暑后急救。

任务分析

完成该任务需要家政服务员具备急救意识和爱伤观念等职业素养；知悉中暑的原因、临床表现、抢救流程等基本知识；实施脱离危险环境、病情判断、呼救、施救等操作；达到使患者减轻痛苦、防止再损伤的目的。

中暑　　中暑的处理

任务重点：脱离高温环境、迅速有效地降温、判断急救效果。
任务难点：迅速有效地降温、判断急救效果。

相关知识

中暑是人体在高温环境下，由于水和电解质丢失过多、散热功能障碍，引起的以中枢神经系统和心血管功能障碍为主要表现的热损伤性疾病。其属于威胁生命的急症，可因中枢神

120

经系统和循环功能障碍导致死亡。根据症状轻、重分为先兆中暑、轻症中暑和重症中暑。其中，根据发病机制和临床表现不同，重症中暑可分为热痉挛、热衰竭和热射病，但生活中一般难以严格区分，可多类型混合存在。

一、中暑的临床表现

（一）先兆中暑

长时间待在高温环境下，出现大汗、头晕、口渴、头痛、注意力不集中、耳鸣、眼花、胸闷、恶心、心悸、肢体无力、体温正常或略升高（不超过38℃）。

（二）轻症中暑

除上述先兆中暑表现加重外，体温升至38℃以上，出现面色潮红、大量出汗、皮肤灼热等表现；或出现面色苍白、皮肤出冷汗、血压下降、脉搏加快等虚脱表现。

（三）重症中暑

1. 热痉挛　是一种短暂、间歇发作的肌肉痉挛，可能与大量出汗后钠盐丢失有关。多发生在四肢肌肉、咀嚼肌、腹直肌，最常见于小腿部位腓肠肌，也可发生于肠道平滑肌，无明显体温升高。

2. 热衰竭　此型最常见，多见于老年人、儿童和有慢性疾病的人群。由于体液和钠丢失过多、补充不足导致血容量不足。其表现为多汗、疲乏、无力、眩晕、恶心、呕吐、头痛等。可有明显脱水表现，如心动过速、呼吸加快、直立性低血压或晕厥等。体温可轻度升高，无明显中枢神经系统损害表现。此时，如得不到及时治疗，可发展为热射病。

3. 热射病　属于高温综合征，是一种致命性急症。其表现为高热（直肠温度≥41℃）、无汗和神志障碍。根据发病时患者所处状态和发病机制，热射病分为经典型热射病和劳力型热射病。经典型热射病常发生在儿童、老年人和有慢性疾病的人群，一般起病缓慢，前驱症状不明显，1~2天后症状加重，出现神志模糊、谵妄、昏迷等，或有大小便失禁，体温可高达40~42℃，可有心力衰竭、肾衰竭等表现。劳力型热射病多发生于平素健康的青年人，在高温高湿环境下长时间进行剧烈体力劳动后忽感全身不适，头痛、头晕、发热、反应迟钝，或忽然晕倒、神志不清，伴恶心、呕吐、呼吸急促等，继而体温迅速升高至40℃以上，出现嗜睡、谵妄和昏迷。劳力型热射病在发病后十几小时甚至几小时即可出现急性肾衰竭、急性肝损害等，病情恶化快，病死率极高。热射病是中暑最严重的类型，其病死率与温度的上升有关。

二、中暑的常见原因

中暑发生与三个环境因素密切相关：高温、高湿、无风环境。

中暑的常见诱因包括年老体弱、营养不良、疲劳、失水、失盐、最近有过发热、水土不服、肥胖、饮酒、饥饿、穿紧身不透气衣裤、甲状腺功能亢进、糖尿病、帕金森病、心血管病、广泛皮肤损害、应用阿托品药物等。

三、中暑对人体的影响

正常人体在下丘脑体温调节中枢的控制下，体内产热与散热处于动态平衡，体温维持在

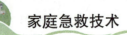

37℃左右。当机体产热大于散热或散热受阻，则体内就有过量热蓄积，产生高热，引起组织损害和器官功能障碍。实验证明，体温达到42 ℃以上可使蛋白质变性，体温超过50 ℃几分钟细胞即出现死亡。

四、预防要点

1. 高温天气下，应尽量安排室内活动。
2. 如必须外出活动，要穿着合适的衣服并涂抹防晒霜，带上防暑工具，如遮阳伞、遮阳帽等；活动时间避开正午时段，尽量安排在早晨或者傍晚；避免长时间进行强体力劳动。
3. 保证充足的休息与睡眠，适当补充水分、盐类和矿物质，如凉盐开水、酸梅汤、绿豆汤等，不要等到口渴时才喝水。
4. 房间保持通风、清洁、干燥。
5. 保持个人卫生，勤洗澡、勤擦身，保持汗腺排汗功能正常。
6. 中暑后数周内尽量避免在户外剧烈运动或烈日下暴晒，防止再次发生。

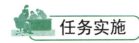

一、评估周围环境

1. 判断周围环境是否安全，以确保患者和自身的安全。
2. 迅速离开高温环境，及时将患者转移到阴凉通风处（如走廊、树荫下）或有空调的房间内。

二、判断患者病情

1. 观察患者的皮肤　有无面色潮红或面色苍白，是否大量出汗。
2. 快速测量体温　用额温枪或体温计迅速测量体温，或用手背感觉患者皮肤有无灼热感或肢体皮肤有无湿冷感。
3. 评估患者的意识　轻拍肩部，附耳重唤，有无头晕、头痛或昏迷。
4. 评估其他生命体征　测量血压、脉搏及呼吸状况，有无血压下降、脉搏增快、呼吸急促等。

三、紧急呼救

1. 呼叫家人立即拨打"120"急救电话，家政服务员同步实施中暑急救技术。
2. 用物准备：就地取材，包括毛巾、冷水、冰袋、冰块、扇子、电风扇、空调房等。

四、实施

中暑急救操作流程见表3-11。

模块三 家庭意外危险抢救技术

表3-11 中暑急救操作流程

操作步骤与操作过程		要点说明与注意事项
1. 安置体位 图3-14 安置体位	◆协助患者仰卧休息，解开衣扣、腰带，敞开上衣（图3-14） ◆昏迷患者，采取去枕平卧位，头部偏向一侧，保持其呼吸道通畅	● 可利于呼吸和散热 ● 防止异物吸入气道
2. 快速降温 图3-15 全身降温 图3-16 放置冰袋 图3-17 口服防治中暑药物	◆环境降温 室外：借助扇子加快散热 室内：家政服务员迅速打开电风扇或将房间内温度调至20℃～25℃ ◆体表降温 全身降温：反复用温水擦拭全身。有条件可以在澡盆中用温水浸泡下半身，并用湿毛巾擦浴上半身（图3-15） 局部降温：用冰袋或毛巾包裹冰块放于患者额头，降低头部温度；在颈部、腋窝、腹股沟、腘窝等处放置冰袋(图3-16) ◆体内降温 意识清醒者：口服含盐清凉饮料或淡盐水；也可服十滴水、人丹、藿香正气水等防治中暑的药品（图3-17） 昏迷者：禁止喂食任何液体	● 降温以患者感到凉爽舒适为宜 ● 如患者在冷水浸泡时出现肢体发抖现象，应减慢降温速度 ● 冰袋放置位置注意避开前胸、腹部、颈后部、足底等部位，以免影响循环，注意保护耳郭、枕后的皮肤，避免冻伤 ● 出汗会丢失水分、电解质，注意补充，但不宜过多、过快 ● 防止液体进入气道
3. 促进清醒	◆若患者已意识不清，呼之不应，可用手指掐人中、合谷穴等，促进其苏醒；若呼吸停止，应立即实施心肺复苏术	● 人中、合谷穴是重要的急救穴位，可起到开窍醒脑、镇痛止惊作用
4. 判断效果	◆降温效果的观察：每15～30分钟测量肛温一次，根据肛温变化调整降温措施，肛温降至38℃，停止降温 ◆观察末梢循环情况：如患者高热、四肢末梢湿冷、发绀，则提示病情加重；如经急救后体温下降、四肢末梢皮肤转暖、发绀减轻或消失，则提示急救有效	● 肛温正常值为37～38℃，最接近人体深部体温
5. 转运患者	● 配合专业医务人员进行转运	● 做好向医务人员汇报的准备

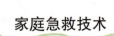

五、评价

1. 救护及时有效,未对患者造成冻伤、呛咳等二次损伤。
2. 操作熟练,沟通到位,充分体现专业素质。
3. 救护过程体现了安全意识、职业素养。

> **知识拓展**
>
> **治疗轻症中暑,中药来帮忙**
>
> 中医学认为,夏季感受暑热病邪是导致中暑的外因,而正气不足则是导致外邪侵袭而发病的内因。中暑的中医治疗以清暑泄热为基本治法。轻症中暑选用人丹、十滴水、风油精等。
>
> 人丹由薄荷脑、冰片、砂仁、桂皮、丁香、姜、茴香、八角、白胡椒、木香、儿茶制成。具有清解暑热、行气健胃的功能。主治由于天气闷热引起的头昏脑涨、恶心、胀闷等症。成年人每次口含3~5粒或用温开水送服5~10粒。
>
> 十滴水由大黄、辣椒、小茴香、桂皮、姜、薄荷油、樟脑和乙醇等制成。具有祛暑通窍、健胃除湿功能。主治轻症中暑之头晕、头痛、胸闷、腹痛、恶心等症。成年人每次10~40滴。
>
> 风油精由薄荷脑、水杨酸甲酯、桉油、樟脑、丁香酚制成,具有清凉、祛风的功效。涂于太阳穴和前额上,可治疗因受暑热引起的头痛。孕妇不宜选用。

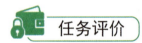

中暑急救任务评价见表3-12。

表3-12 中暑急救任务评价

项目	评价标准
知识掌握	说出中暑的分类、临床表现(8分) 说出中暑的常见原因(6分) 说出中暑后对人体的影响(6分) 回答熟练、全面、正确
操作能力	能迅速转移患者脱离高温环境(6分) 能迅速判断患者意识,不超时,做到轻拍重唤(5分) 能迅速判断病情、生命体征,包括意识、肤色、循环等(5分) 能有效清理呼吸道,清除所有口鼻分泌物(6分) 能使患者保持合适体位,保持呼吸道通畅(8分) 能采取正确方法迅速有效地降温(15分) 全面判断中暑急救后的效果(5分) 操作要娴熟、正确、到位

项目	评价标准
人文素养	争分夺秒，有时间观念（10分） 判断快速准确（5分） 抢救工作忙而不乱，有条不紊，头脑要清晰（5分） 有爱伤观念，不因抢救而粗暴操作（5分） 处理有效，全程安慰、鼓励患者（5分）
总分（100分）	

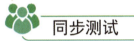

同步测试

单项选择题

1. 以下不是中暑的常见诱因的是（　　）。
   A. 年老体弱　　B. 骨质疏松　　C. 过度疲劳
   D. 糖尿病　　　E. 营养不良

2. 中暑时最容易发生肌肉痉挛的是（　　）。
   A. 腓肠肌　　B. 咀嚼肌　　C. 胸大肌
   D. 腹直肌　　E. 咬肌

3. 中暑降温通常是在最短的时间内将直肠温度降至（　　）。
   A. 32 ℃　　B. 35 ℃　　C. 37 ℃
   D. 38 ℃　　E. 39 ℃

4. 热射病的典型表现是（　　）。
   A. 高热（41 ℃以上）、无汗、意识障碍
   B. 高热（41 ℃以上）、抽搐、意识障碍
   C. 高热（41 ℃以上）、无汗、抽搐
   D. 头痛、晕厥、无汗
   E. 头痛、发热、昏迷

5. 老年男性，70 岁，在烈日下行走 1 小时后出现头晕、胸闷、恶心，意识清楚，体温 38.3 ℃，呼吸急促，脉搏缓慢有力。以下哪项急救处理是错误的（　　）。
   A. 保持呼吸道畅通
   B. 安置在 22 ℃空调房
   C. 4 ℃冰水浴
   D. 头部降温
   E. 吸氧

6. 给重症中暑患者进行降温时，测温间隔时间为（　　）。
   A. 5~10 分钟　　B. 15~30 分钟　　C. 30~60 分钟
   D. 60~120 分钟　　E. 120~150 分钟

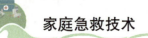

任务二 淹溺

任务描述

幼儿，3岁，其父亲在一旁低头看手机，幼儿独自玩耍，不小心跌落于小区内 2 m 深的水池中。家政服务员小马发现后立即将其救出，发现幼儿面色苍白，呼之不应，口鼻大量泡沫、污泥，皮肤发紫，腹部膨隆，肢体湿冷。

工作任务：
家政服务员立即对幼儿进行淹溺后急救。

任务分析

完成该任务需要家政服务员具备急救意识和安全意识等职业素养；知悉淹溺的常见原因、临床表现、抢救流程等基本知识；实施病情判断、呼救、施救等操作；达到使患者尽快维持生命体征平稳、防止再损伤的目的。

淹溺　　淹溺的初步处理

任务重点： 脱离危险环境、保持呼吸道通畅、判断病情。
任务难点： 判断是否发生淹溺、判断抢救效果。

相关知识

淹溺又称为溺水，是指人淹没于水或其他液体中，由于液体、杂草、污泥等物体堵塞呼吸道和肺泡，引起窒息和缺氧，如抢救不及时可导致呼吸和心跳骤停而死亡。淹溺是意外死亡的常见原因之一，每年全世界有接近 45 000 人因淹溺而死亡。在我国，淹溺通常在湖泊或河流多的水域及在夏季发生，是儿童伤害死亡的首位原因。

一、淹溺的临床表现

近乎淹溺者：表现为口鼻充满泡沫或污泥，有头痛、视觉障碍、剧烈咳嗽、胸痛、呼吸微弱或急促、咳粉红色泡沫样痰等表现。

淹溺者：神志丧失、呼之不应、呼吸停止、大动脉搏动消失，处于临床死亡状态。

二、淹溺的常见原因

淹溺多见于儿童、青少年和老年人。常见的原因有失误落水、游泳意外、自然灾害如遇洪水和海啸等，偶有投水自杀者。

三、淹溺对人体的影响

人淹没于水中后,大量水进入呼吸道和肺泡,阻碍气体交换,造成严重缺氧,甚至窒息死亡。

(一) 根据淹溺发生机制分

1. 湿性淹溺　约占淹溺者的90%。人淹没入水后,喉部肌肉松弛,大量水分被吸入气管和肺泡内,导致窒息,多在数秒后出现神志丧失、呼吸暂停和心跳骤停。

2. 干性淹溺　约占淹溺者的10%。人淹没入水后,因为紧张、恐惧、骤然寒冷等强烈刺激,导致喉部肌肉痉挛而窒息,呼吸道和肺泡内吸入的水较少或无水。

(二) 根据淹溺发生的水域不同分

1. 淡水淹溺　一般江、河、湖、池中的水属于淡水,淡水渗透压较血浆或其他体液渗透压低。浸没淡水后,通过呼吸道和胃肠道进入人体内的淡水迅速进入血液循环,血容量突然增加可引起肺水肿和心力衰竭。淡水吸入最重要的是导致肺损伤,进一步阻滞气体交换,造成全身严重缺氧。

2. 海水淹溺　海水属于高渗性液体,含钠量约为血浆的3倍以上,还有大量的钙盐和镁盐。吸入海水后,其高渗压会使血管内的液体或血浆大量进入肺泡内,引起急性肺水肿。此外,高钙血症可导致心律失常,甚至心脏停搏。

3. 其他　如不慎跌入粪池、化学物贮槽和污水池时,可附加腐生物和化学物质的刺激、中毒反应,导致皮肤和黏膜损伤、肺部感染及全身中毒。

四、预防要点

1. 远离有警示牌的危险水域。
2. 儿童、残疾人、老年人不可单独在海边、泳池、水池区域游泳或玩耍。
3. 熟悉水性者要避免酒后下水游泳。
4. 游泳前先做热身活动和试水温,避免腓肠肌痉挛。
5. 利用多种途径宣传水中自救方法,提高自救率。
6. 普及水中救援知识,避免因救助他人发生意外。
7. 宣传防淹溺知识和相关急救技术,并做好心肺复苏术的普及培训。

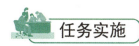

任务实施

一、评估周围环境

1. 判断周围环境是否安全,以确保患者和施救者自身的安全。
2. 迅速将溺水者救出水面,脱离危险因素。

(1) 无能力下水施救:家政服务员不要妄自下水,保持镇静,借助浮力救援设备或船接近淹溺者,迅速将木棍、衣服、绳索、竹竿、救生圈等递送给淹溺者,让其抓住。

（2）有能力下水施救：家政服务员快速脱去衣裤，尤其要脱去鞋靴，迅速游到淹溺者附近，从背后接近淹溺者，一手托着他的头颈，将面部托出水面，或抓住其腋窝仰游，将淹溺者救上岸。救护时应防止被淹溺者紧紧抱住，万一被抱住，施救者可以先让自己下沉，待溺水者松手后再进行救助。

二、判断患者病情

1. 快速评估患者的意识：轻拍肩部，附耳重唤。
2. 快速判断患者的呼吸、心跳等生命体征。
3. 快速判断患者的淹溺程度：轻者落水时间短，面部水肿，呼吸浅表，四肢发硬。重者落水时间长，面色青紫，口鼻腔充满血性泡沫或泥沙，四肢冰冷，呼之不应，瞳孔散大，呼吸停止。

三、紧急呼救

1. 呼叫家人并要求其立即拨打"120"急救电话，家政服务员同步实施淹溺急救技术。
2. 用物准备：就地取材，包括木棍、绳索、竹竿、救生圈、毛巾、纱布、被子等；可请旁人准备用物。

四、实施

淹溺急救操作流程见表3-13。

表3-13 淹溺急救操作流程

操作步骤与操作过程		要点说明与注意事项
1. 保持呼吸道通畅 图3-18 安置体位 图3-19 清口鼻分泌物	◆安置体位：将患者平放在地面上，头偏向一侧，松解领口与紧裹的内衣和腰带（图3-18） ◆畅通气道：用纱布（手帕、毛巾）包裹手指迅速清除口、鼻腔中的分泌物、污水、污物及其他异物（图3-19）；有义齿者取出义齿，并将舌拉出；对牙关紧闭者，可先捏住其两侧颊肌，然后再用力将口启开	• 有利于呼吸并防止异物吸入气道 • 防止异物吸入气道 • 患者被救上岸后，很多人主张立即进行倒水处理。最新急救指南明确指出，大多数淹溺者被救上岸后不需要倒水，盲目倒水可能会使胃内的水反流进入气管中，加重机体缺氧，甚至还会延误抢救时机
2. 快速判断	◆快速判断淹溺者的意识、呼吸、心跳等生命体征	

续表

操作步骤与操作过程		要点说明与注意事项
3. 淹溺复苏	◆对无反应、无呼吸、无心跳者,立即按照 ABC 的复苏步骤进行抢救: A 开放气道 B 人工呼吸 C 循环支持(胸外心脏按压)	●对于淹溺者而言,主要死因是缺氧导致窒息,故在抢救时第一时间应给予足够的氧气,所以淹溺者的心肺复苏的顺序要做相应的调整
4. 判断效果	◆触摸颈动脉 ◆感受自主呼吸 ◆用手电筒从外眼角到内眼角照射瞳孔,观察对光反射情况 ◆观察面色、口唇、甲床和皮肤色泽	●若复苏不成功则继续实施心肺复苏直到成功或专业人员赶到
5. 保暖 图 3-20 盖被保暖	◆对心跳、呼吸恢复的患者及时给予保暖措施,脱下湿衣裤,加盖干的衣服、毛毯、棉被(图 3-20)。 ◆意识清醒者,可给予热饮料	●保暖、按摩等可促进血液循环
6. 配合转运	◆专业医务人员赶到后积极配合医务人员进行转运	●做好向医务人员汇报的准备

五、评价

1. 救护及时有效,未对患者造成二次损伤。
2. 操作熟练,动作、手法到位,充分体现专业素质。
3. 救护过程体现了急救意识和应变能力。

> **知识拓展**
>
> ### 淹溺的正确识别
>
> 　　据统计,我国每年溺亡人数约有 5.7 万,居全球首位。但是真正的淹溺并不像影视剧里那样具有戏剧性,甚至没有挣扎,没有呼叫,而是一种近似无声的挣扎!很多时候周围人就在身边而浑然不知。
>
> 　　发生溺水后,溺水者的眼神呆滞,无法专注或闭上眼睛,头向后仰,身体直立,双手会奋力向下拍打来维持身体平衡,努力使嘴露出水面想要呼吸,但很快又会沉入水里。所以,溺水者的嘴是在水面上下浮动的。这时,淹溺者根本无法呼吸,四肢会像爬楼梯一样做"假游泳"的动作,也不会出现大幅度的挣扎,一般在 30 秒后就会失去意识。一旦看到这种场景,我们要警惕起来,是不是发生了淹溺!

任务评价

淹溺急救任务评价见表3-14。

表3-14 淹溺急救任务评价

项目	评价标准
知识掌握	说出淹溺的分类、临床表现（8分） 说出淹溺的常见原因（6分） 说出淹溺后对人体的影响（6分） 回答熟练、全面、正确
操作能力	能迅速对淹溺者展开救助，并快速将其救出水面（6分） 能迅速判断患者意识，不超时，做到轻拍重唤（5分） 能迅速判断病情、生命体征，包括意识、肤色、循环等（5分） 能有效清理呼吸道，清除所有口鼻分泌物（6分） 能使患者保持合适体位，保持呼吸道通畅（8分） 能按正确顺序进行心肺复苏（15分） 能全面判断淹溺现场急救后的效果（5分） 操作要娴熟、正确、到位
人文素养	争分夺秒，有时间观念（10分） 判断快速准确（5分） 抢救工作忙而不乱，有条不紊，头脑要清晰（5分） 有爱伤观念，不因抢救而粗暴操作（5分） 抢救成功，第一时间安慰患者（5分）
总分（100分）	

同步测试

一、单项选择题

1. 男孩，10岁，不慎落入海里，15分钟前被他人救起。"120"医护人员急赴现场，发现孩童烦躁不安、抽搐，剧烈咳嗽，皮肤发绀，颜面肿胀，球结膜充血，口鼻充满泡沫、淤泥。请判断男孩处于以下哪种情况（　　）。

　　A. 近乎淹溺　　　B. 脑血管意外　　　C. 脑水肿
　　D. 气胸　　　　　E. 溺死

2. 以下岸上救护的做法不妥当的是（　　）。

　　A. 将患者头偏向一侧，清除口、鼻腔内的泥沙、污物
　　B. 将溺水者的舌头拉出口外，保持呼吸道通畅
　　C. 如遇呼吸停止、意识不清者，迅速打开其气道，口对口吹气2次
　　D. 为淹溺者长时间控水后，再采用心肺复苏术
　　E. 不要轻易放弃抢救，特别是在低温情况下，应抢救更长时间，直到专业医务人员到达现场

3. 李某，8岁，在公园玩耍时不慎淹溺窒息，急救的首要步骤是（　　）。

A. 肌内注射呼吸兴奋药　　　　　　B. 清除呼吸道异物

C. 挤压简易呼吸器　　　　　　　　D. 加压给氧

E. 口对口人工呼吸

二、多项选择题

4. 下述容易导致喉部反射性痉挛，造成溺水窒息缺氧的原因包括（　　）。

A. 兴奋　　　　　B. 惊吓　　　　　C. 酗酒

D. 寒冷　　　　　E. 饭后

5. 以下水中救护的做法正确的是（　　）。

A. 迅速接近溺水者，从其后面靠近

B. 迅速接近溺水者，从其前面靠近

C. 不要让慌乱挣扎中的落水者抓住

D. 从后面双手托住落水者的头部，采用仰泳将其带至安全处

E. 把溺水者打晕，再将其带至安全处

触电

任务描述

幼儿，4岁，经常看到家长将电源插头插入插座，打开电视开关的动作。一天，幼儿洗过手未擦干，模仿家长插插座开电视，不慎触电，幼儿随即出现神志丧失，心跳、呼吸极其微弱。家政服务员小孟发现该状况后，立即展开救护。

工作任务：

家政服务员为幼儿进行触电后急救。

完成该任务需要家政服务员具备急救意识和安全意识等职业素养；知悉触电的常见原因、临床表现、对人体的影响等基本知识；实施脱离电源、病情判断、呼救等操作；达到使患者尽快维持生命体征的稳定、防止再损伤的目的。

任务重点： 迅速脱离电源、判断病情、实施心肺复苏术。

任务难点： 迅速脱离电源、判断抢救效果。

触电初步处理

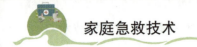

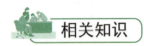

触电又称为电击伤,是指一定量的电流通过人体引起全身或局部的组织损伤和功能障碍,甚至导致呼吸、心跳骤停。电击伤一般分为超高压电击伤或雷击、高压电击伤和低压电击伤三种类型。

一、触电的临床表现

轻者仅有瞬间感觉异常,重者可致死亡。

1. 全身表现

触电后,轻者表现为惊恐、面色苍白、表情呆滞、四肢软弱无力、呼吸和心跳加速;重者神志丧失,呼吸、心跳骤停。

2. 局部表现

主要表现为电流通过的皮肤出现灼伤、疼痛。

(1) 低压电引起的烧伤常见于电流进入点与流出点,伤口小,呈椭圆形或圆形,干燥,焦黄或灰白色,边缘整齐,与正常皮肤分界清楚,一般不伤及内脏。如有衣服点燃,则可出现与触电部位无关的大面积烧伤。

(2) 高压电引起电灼伤的典型特点是烧伤面积不大,但可深达肌肉、血管、神经和骨骼;可有一处进口和多处出口;肌肉组织可呈夹心样坏死;电流造成血管壁变性、坏死或血管栓塞,从而引起继发性出血。

(3) 并发症。可有短期精神异常、肢体瘫痪、心律失常、继发性出血或血供障碍、局部组织坏死并继发感染、急性肾功能障碍、内脏破裂或穿孔等。孕妇被电击后常发生死胎、流产。

二、触电的常见原因

触电常见的原因是人体直接接触电源,如一些电器设备未装接地线、不懂安全用电知识、自行安装电器、直接碰触漏电的电器或开关等;或在高压电和超高压电场中,电流或静电电荷经空气或其他介质电击人体,如因台风、地震、房屋倒塌等使高压线断开后掉在地上,10米内都有触电的危险。

三、触电对人体的影响

人体作为导电体,在接触电流时,即成为电路中的一部分。电击通过产热和电化学作用引起人体器官生理功能障碍(如抽搐、心室颤动或心跳骤停、呼吸中枢麻痹或呼吸停止等)和组织损伤。触电对人体的危害与接触电压高低、电流类型、电流强弱、频率高低、接触部位、通电时间、电流方向和所处环境的气象条件等都有密切关系。

四、预防要点

1. 在室内用电过程中,处理任何电力方面的事情之前先关掉电源。
2. 插拔插头时不要用力拉拽电线。

3. 不随意拆卸、安装电源线路、插座、插头灯。
4. 将所有插座都装上儿童安全盖，将电线收纳在儿童接触不到的地方。
5. 不用湿手触摸电器，不用湿布擦拭电器。
6. 在雷雨来临时，尽量在室内，减少外出活动。
7. 遇到雷雨时，避免在树下或无避雷装置的建筑物下避雨；雷雨过后，避免蹚水。
8. 远离架空供电线路、变压器和路灯。
9. 发现电线断落在地上，不能直接用手去拣，派人看守不让人车靠近。

任务实施

一、评估周围环境

1. 判断周围环境是否安全，确保患者和自身的安全。
2. 去除危险因素，迅速脱离电源。
3. 用物准备：就地取材，包括干衣服、绳子、围巾、木棒、扁担、竹竿、木柄刀、斧或锄头、泡沫板、干燥木板等。

去除危险因素的操作流程见表 3-15。

表 3-15　去除危险因素的操作流程

操作步骤与操作过程		要点说明与注意事项
1. 关闭电闸 图 3-21　拔除电源插头	如电闸或电源插头在触电现场附近 ◆ 关闭电闸：尽可能打开保险盒，落下总电源闸刀 ◆ 拔除电源插头：戴绝缘手套或手上包缠干燥的衣服等绝缘物拔出电源插头（图 3-21）	• 安排人员专门守护总电源闸刀，以免不知情者重新合上电闸，造成进一步伤害
2. 挑开电线 图 3-22　挑开电线	◆ 如为高处垂落的电源线，远离电闸，用绝缘物体或干燥的木棒、扁担、竹竿等将电线挑开（图 3-22）	• 挑开的电线处置妥当，避免再触及他人
3. 切断电线	◆ 如在野外或存在电磁场效应的触电现场，施救者不能接近触电者，用干燥绝缘的木柄刀、斧或锄头等将电线斩断，中断电流	• 妥善处理残端 • 如人在高处触电，应采取安全措施，防止切断电线后，患者从高处坠下致骨折或死亡

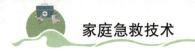

续表

操作步骤与操作过程		要点说明与注意事项
4. 拉开触电者	◆施救者穿胶鞋，站在木凳上，用干燥的绳子、围巾或干衣服等拧成条状套在触电者身上拉开触电者	• 施救者保持与触电者绝缘，未断离电源前绝不能用手牵拉触电者。脚下垫放干燥的木板、厚塑料块等绝缘物品，使自己与地面绝缘

二、紧急呼救

呼叫家人并要求其立即拨打"120"急救电话，家政服务员同步实施触电后急救技术。

三、判断患者病情

1. 快速评估患者的意识：轻拍肩部，附耳重唤。
2. 快速判断患者的呼吸、心跳等生命体征。

四、实施

触电急救操作流程见表3-16。

表3-16 触电急救操作流程

操作步骤与操作过程		要点说明与注意事项
1. 安置体位	◆将患者平放在地面上，头偏向一侧，松解领口与紧裹的内衣和腰带	• 有利于呼吸并防止异物吸入气道
2. 触电复苏	◆轻者就地观察及休息1~2小时，以减轻心脏负荷，促进恢复 ◆重者如出现心跳骤停或呼吸停止者，应立即行心肺复苏术，不能轻易放弃，坚持复苏直到专业医务人员到来	• 保护好烧伤创面，防止感染 • 触电后如弹离电源或自高空跌下，常伴有外伤等合并伤，注意做好处理
3. 配合转运	◆转送医院的途中不能中断抢救 ◆如专业医务人员赶到，积极配合医务人员进行转运	• 做好向医务人员汇报的准备

五、评价

1. 救护及时有效，未对患者造成摔伤、骨折等任何二次损伤。
2. 操作熟练，动作、手法到位，充分体现专业素质。
3. 救护过程体现了急救意识和安全意识。

知识拓展

儿童防触电插座

儿童防触电插座又称为儿童安全插座，是一种专门为了防止儿童触电而设计的插座。与传统意义上的插座不同，防触电插座即使是人的肢体触及了插座的电路，在防触电插座智能电路的保护下也不会发生触电事故。为了防止儿童无论是出于好奇还是因为年幼无知而将金属物插入通电的插座产生触电危险，在通电状态下能确保每一个插孔在未插入电器插头前是没有电的，防触电插座能智能识别插入物是否是电器插头，只有当L、N极同时插入时插孔才会通电，单独插入任何一极都不会触电。

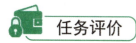

任务评价

触电急救任务评价见表3-17。

表3-17 触电急救任务评价

项目	评价标准
知识掌握	说出触电的分类、临床表现（5分） 说出触电的常见原因（5分） 说出触电后对人体的影响（5分） 说出预防触电的要点（5分） 回答熟练、全面、正确
操作能力	能迅速对触电者展开救助，并快速使其脱离带电环境（6分） 能迅速判断患者意识，不超时，做到轻拍重唤（5分） 能迅速判断病情、生命体征，包括意识、肤色、循环等（5分） 能有效清理呼吸道，清除所有口鼻分泌物（6分） 能使患者保持合适体位，保持呼吸道通畅（8分） 能熟练进行心肺复苏（15分） 能全面判断触电现场急救后的效果（5分） 操作要娴熟、正确、到位
人文素养	争分夺秒，有时间观念（10分） 判断快速准确（5分） 抢救工作忙而不乱，有条不紊，头脑要清晰（5分） 动作迅速，有抢救意识（5分） 处理有效，全程安慰、鼓励患者（5分）
总分（100分）	

同步测试

单项选择题

1. 以下电击伤现场救护的做法不正确的是（　　）。
   A. 迅速正确脱离电源

B. 抢救者注意自身安全

C. 轻型触电者可自行回家，不必处理

D. 重型触电者就地实施抢救

E. 转送医院的途中不能中断抢救

2. 触电现场急救首要问题是（　　）。

A. 就地休息　　　　　　　　　　B. 人工呼吸

C. 胸外心脏按压　　　　　　　　D. 人工呼吸+胸外心脏按压

E. 尽快使触电者脱离电源

3. 男，30岁，在高电压环境中作业时不慎触电，随即出现神志丧失，心跳、呼吸极其微弱。此时电击伤对他造成致命的原因是（　　）。

A. 引起心室颤动　　　　　　　　B. 诱发心动过速

C. 导致中枢神经系统损伤　　　　D. 造成心肌缺血

E. 急性肾脏损伤

4. 电工李某在野外作业时发生触电，对其诊断是否心跳停止，最迅速有效的方法是（　　）。

A. 听心音　　　　　　　　　　　B. 观察心尖冲动

C. 测血压　　　　　　　　　　　D. 做心电图

E. 摸颈动脉搏动

5. 如果发现有人触电，处理措施正确的一项是（　　）。

A. 迅速用手拉触电人，使他离开电线

B. 用铁棒将人和电源分开

C. 用湿木棒将人和电源分开

D. 迅速拉开电闸、切断电源

E. 设法找电工处理

项目三　常见疾病的家庭急救技术

【项目介绍】

　　癫痫、哮喘、低血糖、跌倒是生活中常见的疾病和紧急情况，当出现以上情况时，应立即进行紧急救护，最大可能地保证患者安全。完成本项目需要在充分了解疾病症状和表现的基础上，做出正确的判断和处理，避免对患者造成二次损伤。

【知识目标】

　　了解引起癫痫、哮喘、低血糖和跌倒的常见原因；
　　熟悉癫痫、哮喘、低血糖和跌倒的临床表现；
　　掌握以上四种疾病紧急救护的方法和要求。

【技能目标】

　　快速、准确地判断病情；

模块三　家庭意外危险抢救技术

能有效保障患者安全；
能熟练、正确地进行紧急处理。

【素质目标】

具有较快的反应判断能力；
具有较强的安全意识和爱伤观念；
具有面临突发情况时临危不惧的心理素质；
具有耐心、细心、责任心的职业精神和职业素质。

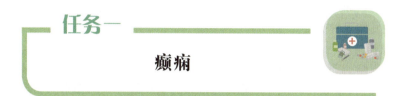

任务一　癫痫

任务描述

刘爷爷因车祸造成脑外伤导致癫痫，病史已有一年。一天，刘爷爷坐在沙发上看书，被外面突如其来的雷声吓到，继而出现眼球上翻、口吐白沫、四肢抽搐、小便失禁，呼之不应。家政服务员小李发现该状况，立即展开紧急救护。

工作任务：
家政服务员为刘爷爷进行癫痫紧急处理。

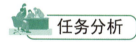 任务分析

完成该任务需要家政服务员具备急救意识和安全意识等职业素养；知悉癫痫发作的原因、临床表现和紧急救护的方法等基本知识；实施病情判断、安全维护、体位安置、防止咬舌、保持呼吸道通畅、病情观察等操作；达到尽快恢复患者意识和避免二次损伤的目的。

任务重点：安全维护、体位安置、防止咬舌。
任务难点：保持呼吸道通畅。

癫痫　　癫痫发作处理

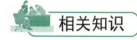 相关知识

一、癫痫基本知识

癫痫即俗称的"羊角风"或"羊癫疯"，是多种原因如脑肿瘤、颅脑外伤、脑血管疾病等导致的脑部神经元高度同步化异常放电所致的临床综合征。由于异常放电神经元的位置不

137

同和异常放电波及的范围不同，导致患者发作的形式不同，可表现为感觉、意识、运动、行为、精神等障碍。临床上每次发作或者每种发作的过程称为癫痫发作。

（一）流行病学特征

据最新的流行病学调查显示，我国癫痫的总体患病率为 7.0‰，约有 900 万的癫痫患者，其中 500 万~600 万是活动性的癫痫患者，同时每年新增加癫痫患者约 40 万。癫痫已经成为神经科仅次于头痛的第二大常见疾病。

（二）癫痫的分类及临床表现

1. 部分性发作。

是指源于大脑半球局部神经元的异常放电，包括单纯部分性发作、复杂部分性发作和部分性继发全面性发作三种类型。

2. 全面性发作。

发作多源于双侧脑部，大多在发作初期就有意识丧失。全面性发作分为以下几类：

（1）全面强直-阵挛发作：发作的临床特征是意识丧失、双侧强直后出现痉挛，也称为癫痫大发作，是较常见的类型。发作前可有突然间的疲乏、麻木、恐惧或无意识动作等先兆表现。早期出现意识丧失和跌倒，接着发作。

（2）强直性发作：多见于弥漫性脑损伤的儿童，大多在睡眠中发作。其表现为全身骨骼肌收缩，常伴有明显的自主神经症状，如面色发白等。

（3）阵挛性发作：几乎都发生于婴幼儿，表现为重复阵挛性抽动，并伴有意识丧失。

（4）失神发作：典型的失神发作一般是儿童时期发病，青春期前即停止，表现为突然短暂的意识丧失，中断正在进行的动作，双眼茫然凝视，呼之不应；一般情况下不会跌倒，发作后可立即清醒，对发作过程无记忆。

（5）肌阵挛发作：表现为快速的、短暂的、触电样肌肉收缩，一般局限于某个肌肉群或肢体，也可以遍及全身。

（6）失张力发作：是姿势性的张力丧失所导致的，可表现为部分或全身肌肉张力突然降低，出现点头、张口、肢体下垂等，躯干失去张力可导致跌倒，发作后立即清醒，并能站立。

3. 癫痫持续状态。

又称为癫痫状态，若患者出现全面阵挛性发作持续 5 分钟以上即有可能发生神经元损伤，即可考虑癫痫持续状态的判断，并必须用抗癫痫药物。任何类型的癫痫都可出现癫痫状态，其中最常见、危害最大的是全面强直-阵挛发作。

（三）癫痫的常见原因

1. **遗传**　易出现在有癫痫家族史或先天性畸形家族中。

2. **脑损害**　母体若在怀孕过程中受到放射线照射、病毒感染等刺激都可能引起胚胎发育不良而引起癫痫，另外颅脑外伤也可引起癫痫。

3. **颅脑疾病**　如脑肿瘤、脑血管疾病、颅内感染等颅脑疾病易诱发癫痫。

4. **其他**　如性别、地域、精神刺激等，其中男性比女性发病率高；农村发病率高于城市；经常性的精神刺激也是诱发癫痫发作的主要原因。

二、全面强直-阵挛发作（癫痫大发作）基本知识

在以上癫痫类型中较常见、危害最大的就是全面强直-阵挛发作，也称为癫痫大发作，

是由大脑放电快速传导至双侧半球导致双侧大脑同步或近同步放电所导致的全身抽搐样症状，多见于成年人。其由多种原因引起，如脑血管疾病、脑部缺血缺氧、脑炎、外伤等。若不及时抢救，可能会造成永久性的脑损伤，致残率、病死率都比较高，因此要做好现场急救。癫痫大发作分期及特点如下：

1. 强直期　表现为全身骨骼肌的持续收缩。若眼肌收缩可表现为眼睑上牵、眼球上翻或者凝视；咀嚼肌收缩可导致患者牙关紧闭，有可能咬伤舌头；喉肌和呼吸肌若强直收缩可导致患者尖叫一声，随即呼吸停止；若颈部和躯干肌肉强直性收缩可导致颈部和躯干先屈曲后反张，上肢形态由上举后旋转为内收旋前，下肢由先屈曲后转为猛烈伸直。持续 10~20 秒后即进入阵挛期。

2. 阵挛期　肌肉交替性地收缩与松弛，可呈现一张一弛交替性的抽动，随着病程进展，阵挛频率逐渐减慢、松弛时间逐渐延长，可持续 30~60 秒或更长时间，在一次强烈阵挛后，发作停止。

在以上两期中都可伴有血压升高、心率加快、瞳孔散大，汗液、唾液和支气管分泌物增多，如口吐白沫、呼吸暂时性中断、皮肤由苍白变为发绀等。

3. 发作后期　本期表现为全身肌肉松弛、各括约肌松弛，出现大小便失禁；肌肉松弛后，呼吸首先恢复，随后血压、心率、瞳孔直径大小恢复正常；肌张力松弛，意识渐渐恢复，患者清醒后常感到头晕、头痛、全身酸痛及疲乏无力，可能有精神行为异常，患者从发作到恢复历时 5~15 分钟，对整个发作的过程毫无记忆。

三、预防要点

（一）预防癫痫的发生

1. 应响应国家优生优育政策，禁止近亲结婚。孕期前 3 个月，应远离辐射，并避免病毒和细菌感染。孕期应规律孕检，防止出现胎儿缺氧、窒息、产伤等。

2. 若小儿发热应及时就诊，避免发生小儿高热惊厥，损伤脑组织。同时应照看好幼儿，避免发生脑外伤。

3. 对成年人而言，应注意保证健康的生活方式，以减少脑炎、脑膜炎和脑血管疾病的发生。

（二）预防癫痫发作

1. 生活规律，应做到按时休息，以便保证充足睡眠，避免熬夜、疲劳等，避免长时间看电视和打游戏等。

2. 饮食应清淡，多吃新鲜蔬菜、水果，避免摄入咖啡、可乐等兴奋性饮料及辛辣食物，同时要戒烟、戒酒。

3. 应按时、规律服药，不可随意增减药物，并定期门诊随诊。

4. 应保持情绪稳定，避免情绪过于激动。

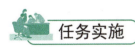
任务实施

一、评估周围环境

1. 判断周围环境是否安全，地面是否平坦或有无其他危险因素等，以确保患者和自身的安全。

2. 去除危险因素，如去除热水瓶、玻璃杯等危险物品或移动至安全区域，但不宜耽误较长时间。

二、判断患者病情

1. 判断意识和呼吸　轻拍重唤患者，若无回应判断为意识丧失。观察有无呼吸音、胸廓起伏、口腔有无分泌物及有无舌后坠，以此判断呼吸道是否通畅。

2. 判断肌肉收缩　观察眼部肌肉、咀嚼肌、肢体肌肉张力情况，若出现眼睑上牵、眼球上翻、站立不稳可判断为癫痫发作。

三、紧急呼救

1. 呼叫家人并要求其立即拨打"120"急救电话，家政服务员同步进行紧急处理。
2. 用物准备：就地取材，如毛巾或手帕；可请家人准备用物。

四、实施

癫痫大发作救护操作流程见表3-18。

表3-18　癫痫大发作救护操作流程

操作步骤与操作过程		要点说明与注意事项
1. 环境安全	◆就地抢救：若环境安全，就地抢救 ◆就近抢救：若环境不安全，转移至就近安全区域	●动作轻柔，不可强拽、拖拉，以免造成肢体损伤 ●避免用力按压患者肢体，以免造成损伤或骨折
2. 安置体位 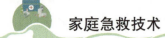 图3-23　去枕仰卧位 图3-24　抬高一侧身体	◆安置体位：取去枕仰卧位或侧卧位，于床上或地上，将头偏向一侧（图3-23），解开衣领、领带 ◆特殊情况：若患者颈部因僵硬而处于后仰状态、颈部无法侧转时，应一手托住颈部后方，另一手拿衣物等塞入一侧身体下抬高，可使身体接近侧卧的体位（图3-24）	●安置体位时动作要轻柔快速，避免带来疼痛和损伤 ●应将身体抬起，不能硬塞，以免损伤皮肤

续表

操作步骤与操作过程		要点说明与注意事项
3. 防止咬舌 图 3-25　包裹手指 图 3-26　塞入口腔	◆去除义齿：有义齿者取下义齿 ◆分开牙齿 　就地取材：选取毛巾或者纱布 　毛巾包裹手指：将毛巾或纱布包裹手指（图 3-25） 　分开牙齿：小心地分开上下牙齿 ◆塞入口腔：分开牙齿后快速将叠成条状的毛巾或手帕塞入上下臼齿间，以免舌部咬伤（图 3-26）	● 防止误入呼吸道，造成窒息 ● 不可徒手操作 ● 不可暴力或用坚硬物品强行去撬患者的嘴，防止受伤 ● 不可硬塞，不可塞入易断物品，毛巾等大小要和患者口腔符合，不可过大，也不可过小
4. 畅通气道 图 3-27　清理呼吸道	◆清理异物：将一侧口角置于低位，使口腔内的分泌物流出，若无法流出则可用小毛巾清理（图 3-27） ◆防舌后坠：用纱布包裹手指将舌头拉出	● 防止分泌物逆流造成呛咳和窒息 ● 动作轻柔，防止造成损伤 ● 防止舌后坠造成窒息
5. 观察病情	◆观察患者神志、呼吸、脉搏等情况，判断是否为癫痫持续发作	● 若突然出现烦躁不安、神志不清、面色发绀等情况，应警惕窒息的发生
6. 安置整理	◆安置患者：协助患者整理衣物，取舒适体位，安慰患者 ◆整理记录：整理所用用物，洗手，记录癫痫发作开始和结束时间	● 若有大小便失禁，应及时更换清洁的衣裤 ● 安慰患者，缓解情绪 ● 用物做初步处理
7. 配合急救	◆若癫痫持续发作应积极配合医务人员进行处理	● 做好向医务人员汇报的准备

五、评价

1. 判断病情准确快速，保证患者安全。
2. 流程清晰、熟练，注意保护患者和进行自我防护，充分体现专业素质。
3. 救护过程体现了快速的反应能力和负责认真的工作态度。

家庭急救技术

知识拓展

国际癫痫日

"全球抗癫痫运动"始于1997年，是由国际癫痫署、国际抗癫痫联盟和世界卫生组织共同发起的。后来在国际癫痫病友会和国际抗癫痫联盟的联合倡议下，自2015年起，每年2月的第二个星期一，被确定为国际癫痫日（International Epilepsy Day, IED）。第一个国际癫痫日是2015年2月9日，其目标是：制定战略性的主张，以适当的立法，来保证癫痫患者的人权，赋予癫痫患者应有的生活质量。努力使每位患者都应有平等的机会参与社会，充分享受生活。这和我国的尊重人权的政策相向而行，充分体现我国社会主义制度的优越性。

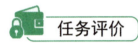

癫痫救护任务评价见表3-19。

表3-19　癫痫救护任务评价

项目	评价标准
知识掌握	说出癫痫发作时的表现（3分） 说出癫痫发作时紧急救护的注意事项（8分） 说出如何判断病情（3分） 说出安置的体位（3分） 说出如何防止舌咬伤（3分） 说出如何保持呼吸道通畅（3分） 说出如何观察病情（3分） 回答熟练、全面、正确
操作能力	能迅速判断患者情况（7分） 能正确、快速地判断环境，并将患者转移（5分） 能正确安置体位（10分） 能正确处理防止舌咬伤（10分） 能有效清理呼吸道，清除所有口鼻分泌物（6分） 能正确观察病情变化，及时做出处理（5分） 操作要快速、动作要轻柔
人文素养	判断快速准确（5分） 有较强的安全意识（10分） 做好自我防护（5分） 有爱伤观念，动作轻柔快速（6分） 处理后第一时间安慰患者情绪（5分）
总分（100分）	

同步测试

单项选择题

1. 较常见、危害最严重的癫痫类型是（   ）。
A. 部分性发作　　　　　　　　　　　　B. 失神发作
C. 肌阵挛发作　　　　　　　　　　　　D. 阵挛发作
E. 全面强直-阵挛发作

2. 癫痫大发作时，应协助患者采取的体位是（   ）。
A. 仰卧位　　　B. 去枕仰卧位　　　C. 俯卧位
D. 屈膝仰卧位　　　E. 头高足低位

3. 癫痫发作时，患者的表现不包括下列哪项（   ）。
A. 意识丧失　　　B. 眼睑上牵　　　C. 眼睑上翻
D. 口吐白沫　　　E. 血压下降

4. 下列说法错误的是（   ）。
A. 若患者张口，可将毛巾折叠成条状塞入上下臼齿间
B. 若患者牙关紧闭应强行撬开，以免咬伤舌头
C. 应将口角一侧向下
D. 发作时可安置为侧卧位
E. 应及时清理呼吸道分泌物防止窒息

5. 以下关于癫痫的说法错误的是（   ）。
A. 俗称"羊角风""羊癫疯"
B. 是由大脑异常放电引起的
C. 我国发病率不到3.0‰
D. 发生原因包括遗传、脑损害和颅脑疾病
E. 患者清醒后一般无记忆

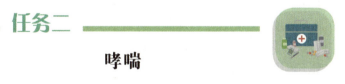

任务二　哮喘

任务描述

马奶奶，退休教师，有哮喘病史。教师节来临之际，学生来探望，带来一束鲜花放在客厅（学生不知马奶奶有哮喘），几分钟后，马奶奶突然干咳、打喷嚏，接着呼吸困难伴有哮鸣音，烦躁不安，大汗淋漓。家政服务员小李发现该状况，立即展开紧急救护。

工作任务：
家政服务员为马奶奶进行哮喘紧急处理。

家庭急救技术

任务分析

完成该任务需要家政服务员具备急救意识和安全用药意识等职业素养；知悉哮喘发生的原因、临床表现、紧急用药方法及抢救流程；实施病情判断、呼救、正确识别过敏原、体位安置、氧气吸入、指导患者正确使用气雾吸入剂、观察病情变化等操作；达到尽快恢复患者正常呼吸的目的。

哮喘　　哮喘发作处理

任务重点：体位安置、氧气吸入、指导患者正确使用气雾吸入剂。
任务难点：病情判断和正确识别过敏原。

相关知识

一、哮喘基本知识

哮喘，全称为支气管哮喘，是一种由多种炎症细胞（如嗜酸性粒细胞、肥大细胞和T淋巴细胞）参与的气道慢性炎症性疾病，以气道变应性炎症和气道高反应性为特征。其典型表现为反复发作的伴有哮鸣音的呼气性呼吸困难，严重时可导致患者死亡。据统计，全球哮喘至少有3亿患者，是全球最常见的疾病之一。近年来其发病率有上升的趋势，被世界公认为是四大顽疾之一，并被列为十大死亡原因之最。

（一）哮喘的临床表现

哮喘一般发病较急，先兆表现是干咳、打喷嚏、流清涕、胸闷等，典型表现是呼吸困难、呼气延长费力、胸部有紧迫感、烦躁不安、大汗淋漓等，同时伴有哮鸣音，常在凌晨和夜间发作，每次可持续长达数小时，时间较长者可持续数天，病情危急时要做好紧急救护。根据临床表现其分为以下三期（《支气管哮喘防治指南（2020年版）》）：

1. 急性发作期　喘息、气促、咳嗽、胸闷等症状突然发生，或原有症状加重，并以呼气流量降低为特征，常因接触变应原、刺激物或呼吸道感染诱发。

2. 慢性持续期　每周均不同频度或不同程度地出现喘息、气促、胸闷、咳嗽等症状。

3. 临床控制期　无喘息、气促、胸闷、咳嗽等症状4周以上，1年内无急性发作，肺功能正常。

（二）哮喘的常见病因

1. 遗传　哮喘是多基因遗传病，其亲属患病率高于群体，并且亲缘关系越近，患病率越高；病情越严重，其亲属患病率也越高。

2. 吸入性变应原　吸入性变应原是哮喘发作的诱因，如花粉、尘螨、动物毛发、空气污染、尘埃、吸烟等。

3. 感染　如细菌、病毒感染引起的上呼吸道感染、支气管炎等都是诱发哮喘的常见因素。

4. 气候转变　天气转变也是诱发哮喘发作的重要原因。每当季节交替，如春夏交替、秋冬交替，温度和湿度转变可诱发哮喘发作。

5. 药物　某些药物也会诱发哮喘，如治疗高血压和心血管病的 β 受体阻滞药（普萘洛尔）。

6. 食物　鱼类、虾蟹、蛋类和奶类等食物也会诱发过敏性哮喘。

7. 其他　如运动、情绪激动、紧张不安、妊娠等也可诱发哮喘发作。

二、哮喘发作基本知识

哮喘多在夜间和（或）清晨发作、加剧，大多数患者可自行缓解或治疗后缓解。若支气管哮喘诊治不及时，可随病程的延长产生气道不可逆性缩窄和气道重塑。严重者可能因发生心跳骤停而猝死。

（一）哮喘急性发作时的严重程度

1. 轻度　步行或上楼时气短、呼吸频率轻度增加，可有焦虑感，听诊可闻及散在哮鸣音，但此时肺通气功能正常。

2. 中度　稍事活动即感气短，讲话常有中断，时有焦虑，呼吸频率增加，可有三凹征，听诊可闻及响亮、弥漫的哮鸣音，心率加快。

3. 重度　休息时即感气短，须端坐呼吸，语言上只能单字表达，常有焦虑、烦躁，大汗淋漓，呼吸频率>30 次/分，常有三凹征，听诊闻及响亮、弥漫的哮鸣音，心率增快，常>120 次/分。

4. 危重　患者不能讲话，嗜睡或意识模糊，胸腹矛盾运动，哮鸣音减弱甚至消失，脉率变慢或不规则。

（二）哮喘的预防

1. 婴幼儿哮喘的预防

（1）营养：提倡母乳喂养，同时补充维生素 D 和益生菌。孕期应补充鱼油和不饱和脂肪酸，可以减少哮喘的发生，但并不能预防哮喘的发展。

（2）过敏原：避免过敏原暴露是预防哮喘的关键。

（3）药物：某些镇痛药物如对乙酰氨基酚可能与成人和儿童哮喘有关，孕期口服可致后代哮喘患病风险增加。

（4）污染：孕期吸烟可大大增加后代哮喘的发生概率。

2. 成年人哮喘的预防

成年人哮喘的预防关键在于避免过敏原，危险因素的处理策略见表 3-20。

表 3-20　危险因素的处理策略

危险因素	处理策略
香烟暴露	鼓励患者和家人戒烟
肥胖	制定并执行减肥方案
重要的心理问题	评估精神卫生健康状况，必要时进行心理咨询
明确的食物/药物过敏史	避免接触过敏食物/药物
明确的运动性哮喘	适当的热身和缓解运动

任务实施

一、评估周围环境

1. 判断周围环境是否安全，有无易碎物或其他危险因素等，以确保患者和自身的安全。
2. 判断过敏原：询问患者家人对何物过敏，是否服用或者接触过敏原。
3. 脱离过敏原：协助患者走出或坐轮椅移动至安全区域，也可开窗通风，保持空气清新。

二、判断患者病情

1. 观察呼吸状态　根据是否有咳嗽、胸闷、憋喘、呼气性呼吸困难等情况进行判断。
2. 观察体力劳动情况　根据上楼梯、平地步行或不能行走等情况进行判断。
3. 判断讲话情况　根据说话断续、单字讲话、不能讲话等情况进行判断。

三、紧急呼救

1. 呼叫家人并要求其立即拨打"120"急救电话，家政服务员实施紧急处理。
3. 用物准备：包括雾化吸入剂、氧气罐、氧气管或家庭制氧机（图3-28）、氧气枕等。

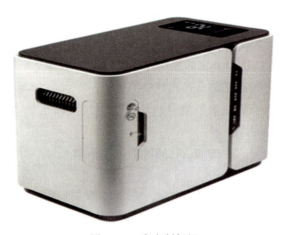

图3-28　家庭制氧机

四、实施

哮喘救护操作流程见表3-21。

模块三 家庭意外危险抢救技术

表 3-21 哮喘救护操作流程

操作步骤与操作过程		要点说明与注意事项
1. 安置体位 图 3-29 端坐位	◆取端坐位：协助患者取端坐位于凳子或床上，无条件时也可坐于地上，身体向前倾（图 3-29） ◆安慰患者：安慰患者不要害怕、紧张，尽量放松	• 若坐于床上可用过床桌作为支撑，减少体力消耗；坐在凳子上可靠着枕头 • 缓解其焦虑、恐惧情绪
2. 协助吸氧 图 3-30 湿化瓶 图 3-31 调节流量 图 3-32 吸上氧气	◆湿化氧气：湿化瓶内放 1/3~1/2 的冷蒸馏水，湿化吸氧（图 3-30） ◆调节流量：有条件者协助吸氧，调节氧流量为 1~3 升/分钟（图 3-31） ◆接鼻导管：连接鼻导管，协助患者吸上氧气（图 3-32）	• 可湿化气道，防止呼吸道干燥；稀释痰液，利于排出 • 根据病情正确调节氧流量，通过吸氧，改善缺氧症状

147

续表

操作步骤与操作过程	要点说明与注意事项
3. 协助喷药 图 3-33 摇匀药液 图 3-34 紧含喷口 图 3-35 吸气喷药 图 3-36 屏住呼吸	◆ 摇匀药液：取下盖帽，将喷雾器上下摇动，将药液摇匀（图 3-33） ◆ 缓慢呼气：缓慢呼气至不能再呼气 ◆ 紧含喷口：双唇紧紧含住喷口（图 3-34） ◆ 吸气喷药：在患者吸气时，按下喷雾器，继续吸气至不能再吸时（图 3-35） ◆ 屏住呼吸：屏气 10 秒后（图 3-36）	• 混匀药液，保证用药效果 • 利于吸入药物 • 防止漏药 • 深吸气将药液吸入呼吸道

续表

操作步骤与操作过程		要点说明与注意事项
图 3-37 缓慢呼气	◆缓慢呼气（图 3-37） ◆漱口清洗：清水漱口	• 尽量延长屏气时间，保证用药效果 • 防止用力呼气带出药液 • 漱口去除药物残留
4. 观察病情	◆病情缓解：症状缓解后继续观察 ◆病情不缓解：若症状不缓解可重复使用	• 密切观察病情变化 • 吸入剂通常用 2 次，若不缓解，可在半分钟或者 1 分钟后重喷一次，切记不可反复多次用药
5. 安置患者	◆帮患者舒适卧位，并安慰患者	• 安置患者于合适的体位，以促进舒适，减轻恐惧
6. 整理记录	◆整理用物，洗手，记录时间	• 用物初步分类处理
7. 配合急救	◆若发生心跳骤停，积极配合医务人员进行抢救	• 做好向医务人员汇报的准备

五、评价

1. 准确、快速地判断过敏原，为后续处理争取时间。
2. 正确、熟练地实施吸氧和用药，充分体现专业素质。
3. 救护过程体现了爱伤观念、细心、耐心的工作态度。

> **知识拓展**
>
> ### 峰流速仪的临床应用
>
> 峰流速仪是目前国际上通用、简易并且能在家使用的测定肺功能的仪器。其应用原理是可测量呼气流量峰值（Peak Expiratory Flow，PEF），也就是用力呼气时气流通过气道时的最快速度。使用时患者应取站立位，一手持峰流速仪，但注意不要妨碍游标移动，测量前应确认游标位于标尺的底部。在深吸气后将其放入口腔，用嘴唇包住吹气口，尽可能快而用力地呼气，注意不要将舌头放在吹气口内。使用时间为晨起、睡觉前各吹一次，在用药前吹并要用最大爆发力去吹，每次吹 3 下，取最好的舒值。

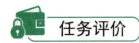

任务评价

哮喘救护任务评价见表3-22。

表3-22 哮喘救护任务评价

项目	评价标准
知识掌握	说出哮喘发作处理的注意事项（8分） 说出哮喘的发生原因（5分） 说出哮喘的临床表现（6分） 说出判断哮喘发作的依据（6分） 说出哮喘发作时摆放的体位（3分） 说出哮喘发作时用药的注意事项（6分） 回答熟练、全面、正确
操作能力	能迅速判断哮喘是否发作（5分） 能正确识别过敏原（5分） 能正确帮患者安置体位（5分） 能正确调节氧流量，并实施吸氧操作（10分） 能正确使用平喘药物（6分） 能正确观察病情（4分） 操作要娴熟、正确、到位
人文素养	移情同理，感受患者痛苦（10分） 判断快速准确（5分） 紧急处理时流程清晰，有条不紊，忙而不乱（5分） 有爱伤观念，对待患者要温柔（6分） 抢救成功，第一时间安慰患者（5分）
总分（100分）	

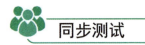

同步测试

单项选择题

1. 哮喘的典型表现是（　　）

   A. 咳嗽　　　　B. 咳痰　　　　C. 心悸

   D. 胸闷　　　　E. 呼气性呼吸困难

2. 以下哪项不是哮喘发生的原因（　　）

   A. 遗传　　　　B. 睡眠　　　　C. 呼吸道感染

   D. 药物　　　　E. 过敏原

3. 哮喘发作后应协助患者所取的体位是（   ）

A. 俯卧位　　　　B. 端坐位　　　　C. 屈膝仰卧位

D. 去枕仰卧位　　E. 仰卧位

4. 平喘药物应使用的时间是（   ）

A. 呼吸时　　　　B. 呼气时　　　　C. 吸气时

D. 咳嗽时　　　　E. 屏气时

5. 以下关于平喘药物使用的说法错误的是（   ）

A. 平喘药物应遵过往医嘱建议

B. 或使用家中备用药物

C. 使用前摇匀

D. 喷口对准口腔

E. 可多次反复使用

任务三　低血糖

任务描述

王爷爷，70岁，患有糖尿病，平常使用胰岛素控制血糖。一次注射完胰岛素后因吃饭不及时突然感觉心慌、出汗、面色苍白。家政服务员小刘发现该状况，立即展开紧急救护。

工作任务：

家政服务员为王爷爷进行低血糖紧急处理。

任务分析

完成该任务需要家政服务员具备急救意识和安全意识等职业素养；知悉监测血糖的意义，低血糖发生的原因、临床表现等基本知识；实施病情判断、呼救、体位安置、补充糖分、病情观察等操作；达到保证患者安全并维持患者血糖水平稳定的目的。

任务重点： 安全防范、病情观察。

任务难点： 判断病情、维持患者血糖水平稳定。

低血糖

低血糖紧急处理

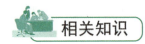

一、血糖基本知识

血液中的葡萄糖称为血糖。葡萄糖是人体的重要组成成分，也是能量的重要来源。正常人体每天需要大量的糖来提供能量，为各器官、组织的正常运作提供动力，因此血糖必须保持在一定的水平。正常人血糖的产生和利用处于动态平衡，血糖浓度维持在一个相对稳定的水平。

（一）血糖的生理

胰岛是体内调节血糖浓度的主要器官，其分泌的胰岛素是体内唯一降血糖的激素。同时，血糖浓度还受肝脏、神经和激素的调节。当发生低血糖时，患者会出现意识突然丧失或伴有短阵抽搐。此时人体可通过食物消化、吸收，分解肝内储存的糖原，脂肪和蛋白质的转化产生血糖，提高血糖水平。

（二）血糖变化的临床意义

1. 血糖增高。

（1）生理性增高：饭后1~2小时、注射葡萄糖后、情绪紧张时肾上腺素分泌增加或注射肾上腺素后，都会使血糖暂时性增高。

（2）病理性增高：各种糖尿病、慢性胰腺炎、心肌梗死、甲状腺功能亢进、颅内出血等可造成血糖病理性增高。

2. 血糖降低。

（1）生理性降低：常见于饥饿、剧烈运动、注射胰岛素后、服用降糖药后、妊娠期和哺乳期等。

（2）病理性降低：常见于注射胰岛素过量、长期营养不良、胰岛细胞瘤、糖代谢异常、严重肝病、甲状腺功能减退等。

（三）血糖的正常值

空腹：3.9~6.1毫摩尔/升（氧化酶法或己糖激酶法）。
餐后：5.1~7.0毫摩尔/升（氧化酶法或己糖激酶法）。

二、低血糖基本知识

低血糖是指由多种原因引起的以静脉血浆葡萄糖（简称"血糖"）浓度低于正常值状态，临床上以交感神经兴奋和脑细胞缺糖为主要特点的综合征。一般以静脉血浆葡萄糖浓度低于2.8毫摩尔/升作为低血糖症的标准。糖尿病患者在药物治疗过程中发生血糖过低现象，血糖水平≤3.9毫摩尔/升就属于低血糖范畴。

（一）低血糖的常见原因

空腹时进行强体力劳动；体内分泌的胰岛素过多，注射胰岛素剂量过大，胰岛素注射后未及时进餐；口服降糖药剂量过大；长期营养不良等；2型糖尿病早期出现的进餐后期低血糖症。

(二) 低血糖的临床表现

1. 典型表现　出汗、饥饿、心慌、颤抖、面色苍白等。
2. 神经系统表现　表现为精神不集中，思维和语言迟钝、头晕、嗜睡、躁动、易怒等精神症状，严重者出现惊厥、昏迷甚至死亡。

三、预防要点

1. 一般人群　饮食应规律，避免暴饮暴食，可少量多餐。避免空腹时从事爬楼梯、跑步等剧烈活动。体检时应关注血糖情况，如血糖过低（<4 毫摩尔/升），应及时到医院就诊。
2. 糖尿病患者　生活应规律，进食应定时定量，注射胰岛素后或服用降糖药物后一定要及时进食；应加强血糖监测，特别是在刚刚调整降糖药物后，可及时了解血糖控制情况；运动量不宜过大，每天的运动量应固定，并在外出运动时随身携带糖果；应遵医嘱用药，不要自行增减药量，每次用药前都要核对药品名称和剂量，特别是胰岛素的剂量；最好要保持良好的情绪和心态。
3. 新生儿　顺产的产妇可在产程前和产程中少量多次进食易消化的食物，剖宫产的产妇可静脉补充葡萄糖；尽可能在产后 30 分钟内给新生儿喂奶；早产儿、低体重儿等高危新生儿的血糖应重点关注，若新生儿不能经胃肠道喂养者可给予 10% 葡萄糖静脉滴注。

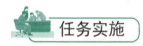

一、评估周围环境

1. 判断周围环境是否安全，有无车辆经过、楼梯或其他危险因素等，以确保患者和自身的安全。
2. 去除危险因素或移动至安全区域等，但不宜耽误较长时间。

二、判断患者病情

1. 评估患者全身情况　询问患者病史并观察有无面色苍白、出汗等症状。
2. 判断意识　轻拍患者肩部，并呼喊，若患者无回应则为意识丧失。
3. 监测血糖　若有条件可用家用血糖仪（图 3-38）测指尖血糖，若低于正常范围则可判定为低血糖。

三、紧急呼救

1. 呼叫家人，必要时拨打"120"急救电话，家政服务员紧急处理。
2. 用物准备：包括糖块、糖水、面包等含糖食物，血糖仪等。

四、实施

低血糖救护操作流程见表 3-23。

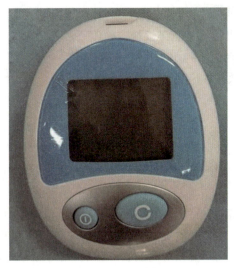

图 3-38 血糖仪

表 3-23 低血糖救护操作流程

操作步骤与操作过程		要点说明与注意事项
1. 安置体位 图 3-39 平卧位 图 3-40 头偏向一侧	◆ 意识清醒：快速协助患者取舒适平卧位，并第一时间安慰患者（图3-39） ◆ 意识丧失：取仰卧位，头偏向一侧（图3-40）	• 保护患者，避免跌倒 • 减轻患者恐惧、焦虑心理 • 防止误吸、呛咳
2. 补充糖分 图 3-41 口服补糖	◆ 意识清醒无吞咽障碍：可口服糖块、糖水等快速补充糖分（图3-41） ◆ 意识丧失或有吞咽障碍：此类患者不可口服补充糖分	• 快速提高血糖水平 • 防止堵塞呼吸道，造成窒息

续表

操作步骤与操作过程		要点说明与注意事项
3. 密切观察	◆可口服补糖者：密切观察补糖效果，15分钟症状不缓解可再次补充 ◆不能口服补糖者：要密切观察意识、生命体征等	●重复补充可防止对大脑等各器官、组织造成危害 ●若出现心跳骤停，及时抢救
4. 安置患者	◆若症状缓解，则协助患者卧床休息，注意保暖，安慰患者	●安置患者于合适的体位，以促进舒适，减轻恐惧
5. 整理记录	◆整理用物，洗手	●用物初步分类处理
6. 配合急救	◆专业医务人员赶到后积极配合医务人员进行救护	●做好向医务人员汇报准备

五、评价

1. 保障患者安全，救护及时有效。
2. 动作快速、轻柔、有效，判断准确，充分体现专业素质。
3. 救护过程体现了安全意识、爱伤观念。

> **知识拓展**
>
> ### 无创血糖监测仪
>
> 数十年来，无创血糖监测器一直是医学诊断设备重点关注的研发领域之一。从腕表到隐形眼镜，尽管出现了各种各样看似颇有前景的创新设备，但它们当中没有一种能在不伤害皮肤的情况下持续监测血糖水平。近来出现的无创血糖监测仪可达到这种目的。它可通过获取心电波，持续捕捉分析血糖，并利用高精准AI智能模块进行多维度智能云计算，可给患者提供居家智能连续监测，出现异常趋势变化即可预警。无创血糖监测仪的出现可减少测血糖带给患者的痛苦，并可实现连续不间断的智能监测，是科技发展带给糖尿病患者的福音（图3-42）。
>
>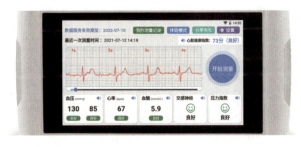
>
> 图3-42 无创血糖监测仪

任务评价

低血糖救护任务评价见表3-24。

表3-24 低血糖救护任务评价

项目	评价标准
知识掌握	说出调节血糖的主要器官（5分） 说出监测血糖的意义（5分） 说出低血糖的概念（5分） 说出低血糖的常见原因（5分） 说出低血糖的临床表现（5分） 说出低血糖时处理的注意事项（10分） 回答熟练、全面、正确
操作能力	能迅速判断低血糖发作（5分） 能正确用血糖仪测量血糖（5分） 能正确安置低血糖患者体位（5分） 能正确协助意识清醒者补充糖分（15分） 能正确观察病情并抢救（5分） 操作要迅速、正确，判断要正确
人文素养	保障安全，有安全意识（10分） 判断快速准确（5分） 抢救工作忙而不乱，有条不紊，头脑要清晰（5分） 有爱伤观念，不因抢救而粗暴操作（5分） 抢救成功，第一时间安慰患者（5分）
总分（100分）	

同步测试

单项选择题

1. 血糖的正常值为（   ）。
  A. 餐后：3.9~6.1毫摩尔/升　　　　　B. 空腹：3.9~6.1毫摩尔/升
  C. 空腹：4.0~6.1毫摩尔/升　　　　　D. 空腹：5.1~7.0毫摩尔/升
  E. 用药后：5.1~7.0毫摩尔/L

2. 低血糖的数值为（   ）。
  A. 糖尿病患者治疗过程中血糖水平≤2.8毫摩尔/升
  B. 一般以静脉血浆葡萄糖浓度低于5.1毫摩尔/升
  C. 一般以静脉血浆葡萄糖浓度低于3.9毫摩尔/升
  D. 糖尿病患者治疗过程中血糖水平≤3.9毫摩尔/升
  E. 糖尿病患者治疗过程中血糖水平≤7.0毫摩尔/升

3. 以下低血糖处理过程中所采取的措施正确的是（   ）。
  A. 低血糖发作并不严重，不用处理

B. 所有低血糖患者都可口服补糖

C. 意识丧失者不用头偏向一侧

D. 清醒、吞咽功能无障碍者可口服补糖

E. 补糖后不用监测效果

4. 下列关于低血糖预防的说法正确的是（   ）。

A. 应加强运动

B. 为防止出现低血糖，应多食含糖食物

C. 为防止出现低血糖，糖尿病患者可不用胰岛素控制血糖

D. 服用降糖药物后应及时进食

E. 不必经常监测血糖

5. 低血糖发生的原因有（   ）。

A. 空腹时进行强体力劳动

B. 体内分泌的胰岛素过多

C. 胰岛素注射后未及时进餐

D. 长期营养不良

E. 以上都是

任务四 跌倒

任务描述

刘爷爷身体一向健康，一日不小心在洗手间门口跌倒，坐在地上，其尾骨剧烈疼痛。家政服务员小李发现该状况，立即展开紧急救护。

工作任务：

家政服务员为刘爷爷进行跌倒紧急处理。

任务分析

完成该任务需要家政服务员具备急救意识和安全意识、爱伤观念等职业素养；知悉跌倒的常见原因、好发人群、临床表现，跌倒处理的原则与处理流程等基本知识；实施病情判断、呼救、体位安置、紧急对症处理（包括止血、包扎、骨折固定、协助转运）、病情观察等操作；达到尽快帮助患者止血、固定、减轻痛苦和快速转运的目的。

任务重点：体位安置、止血、包扎、协助转运。

任务难点：病情判断和骨折固定。

跌倒

跌倒紧急处理

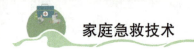

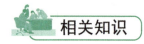

一、跌倒基本知识

跌倒是指突发、不自主的、非故意的体位改变,倒在地上或更低的平面上。跌倒是我国伤害死亡的第四大原因,65岁以上的老年人在其中占据首位,并且女性明显高于男性。世界卫生组织报告指出,全球每年有高达30多万人死于跌倒,其中50%是65岁以上的老年人。

(一)跌倒发生的常见原因

1. 生理因素　年龄因素,年龄≥65岁,由于肌肉骨骼系统钙质流失,骨质疏松,并且关节退化、僵硬、疼痛,肌力下降、肌肉萎缩,神经传导速度变慢,对外界刺激反应不灵敏,对疼痛、碰触、震动的敏感性降低,容易受伤而不自知;幼儿、儿童由于骨骼肌肉发育未完全或者活泼好动的天性,对于外在危险判断认识不足所以也易跌倒。

2. 病理因素　疾病、检查、手术都可能使身体虚弱而容易跌倒。

3. 药物因素　某些药物如镇静药、抗焦虑抑郁药、抗心律失常、降压药、降糖药、利尿药等有使人眩晕、易跌倒的不良反应。

4. 心理因素　不良的情绪和注意力分散都可能会导致跌倒。另外,有研究表明,有跌倒史的患者再次跌倒的概率为正常人的2.3～2.8倍。患者可能因害怕跌倒导致行为能力降低,行动受到限制,从而影响步态和平衡能力进而增加跌倒的危险性。

5. 环境因素　昏暗的灯光,湿滑、不平坦的路面,步行途中的障碍物,不合适的家具高度和不合理的摆放位置等都可能增加跌倒的危险性。

6. 社会因素　患者的自我保健及防护知识的欠缺也是导致跌倒的因素之一。

7. 其他　活动状态改变,如长时间卧床后突然起床、蹲厕时间过久后起身等改变体位的情况易导致直立性低血压而致跌倒。

(二)跌倒的临床表现

1. 躯体损伤　跌倒引起躯体损伤率为10%,其中重度软组织损伤占5%,包括关节积血、脱位、扭伤及血肿;骨折占5%,主要是肱骨外科颈、桡骨远端及髋部骨折。跌倒后患者常出现自我限制活动,生活不能自理,生活质量明显下降,尤其因跌倒导致长期卧床的老年人易引起压疮、肺炎等并发症,严重者导致死亡。

2. 心理损伤　虽然90%跌倒的患者并不引起躯体损伤,但跌倒给患者带来极大的心理创伤。约有50%跌倒者对再次跌倒产生惧怕心理,惧怕站立、行走,因这种恐惧而避免活动者占曾经跌倒患者的25%。

(三)基本操作内容

1. 判断环境

判断周围环境是否安全,地面有无障碍物、有无楼梯等,保护患者和自身的安全。

2. 判断跌倒体位

跌倒可分为仰卧跌倒、臀部着地跌倒和向前扑倒。跌倒方式不同,着力点不同,则受伤部位不同，所以先判断。

3. 判定患者情况

（1）意识和呼吸：判断患者意识和呼吸情况，若意识和呼吸均无，则可进行心肺复苏。

（2）判断呼吸道是否通畅：仰卧跌倒后患者可能会出现呕吐、口鼻腔出血造成呼吸道受阻，导致出现呼吸困难，故要判断呼吸道是否通畅。

（3）判断有无脑损伤：仰卧跌倒可能会造成脑损伤，轻者表现为脑震荡如头痛、头晕、对跌倒过程无记忆等，重者表现为喷射性呕吐、视物模糊、意识障碍等。《老年人跌倒干预技术指南》提出，老年人跌倒不要盲目扶起，以免加重脑出血或者脑缺血，故要分情况处理。

（4）判断有无骨折：因老年人骨质疏松、骨质脆性增加，故老年人跌倒有5%的概率造成一处骨折或多处骨折；儿童因骨骼韧性较大，易发生青枝骨折。就跌倒体位来说，臀部着地跌倒时易发生股骨颈骨折、脊椎骨折，引起剧烈疼痛；向前扑倒可造成肱骨、桡骨远端、股骨干及髌骨骨折，引起局部肿胀，疼痛明显，甚至出现骨折断端外露。若有明显肢体畸形和异常活动等骨折的典型特征，不可再做重复检查，若盲目移动患者，不仅会加重疼痛，还可能造成二次损伤，故判断有无骨折后再去扶起患者。

（5）判断有无其他身体损伤：各种体位摔倒都可能造成身体外伤、胸腹脏器损伤，轻者软组织擦伤、碰伤，重者可能导致大出血，造成休克等严重后果，故要仔细判断。

4. 呼救帮助

尽快呼救。呼叫家庭其他成员帮忙，或拨打"120"急救电话求救。在拨打"120"急救电话时重点说明患者的年龄、病情、受伤原因、伤情、目前的抢救举措、患者具体位置等，以便医务人员准确接收信息和准确快速到达现场。

5. 安置患者体位

完成以上判断后协助患者取舒适卧位，增加舒适感，缓解恐惧、不安的情绪。

6. 对症处理

根据患者情况，进行紧急的对症处理。寻找可以使用的物品如纱布、毛巾进行止血，木棍、木板等进行外伤固定。

7. 做好病情观察

医务人员到来前做好病情观察，随时做好抢救准备。

8. 转运

向医务人员说明患者跌倒的时间、部位、伤情、初步处理措施，并配合搬运。

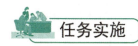
任务实施

一、评估周围环境

1. 判断周围环境是否安全，有无车辆经过或其他危险因素等，以确保患者和自身的安全。

2. 去除危险因素，如移开障碍物或移动至安全区域等，但不宜耽误较长时间。

二、判断患者病情

1. 评估跌倒体位

根据躺下的姿势判断跌倒体位,若患者躺在地上,则是仰卧位跌倒;若患者坐在地上,则是臀部着力跌倒(图3-43);若患者趴在地上,则是向前扑倒跌倒(图3-44)。

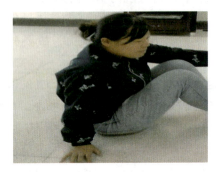

图3-43 臀部着力跌倒

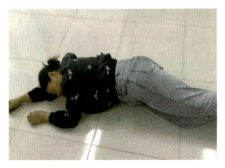

图3-44 扑倒跌倒

2. 判断患者情况

(1)判断意识:轻拍患者肩部,并呼喊,有意识者进一步询问。

(2)观察有无外伤:如外伤部位、出血情况等。

(3)判断有无骨折:如骨折部位、骨折症状(肢体肿胀、活动障碍、疼痛、畸形等)。

三、紧急呼救

1. 呼叫家人并要求其立即拨打"120"急救电话,家政服务员同步实施紧急处理。
2. 若家庭无其他人,立即拨打"120"急救电话,并做好就地抢救的准备。
3. 用物准备:就地取材,包括纱布(或小手绢、单层布料)、木板、木棍等。

四、实施

跌倒救护操作流程见表3-25。

表3-25 跌倒救护操作流程

操作步骤与操作过程		要点说明与注意事项
1. 安置体位 图3-45 头偏向一侧	◆骨折:安慰患者,不要轻易移动,如患者昏迷,将头偏向一侧(图3-45) ◆非骨折:安慰患者,协助取舒适卧位,仰卧位或坐位,昏迷患者头偏向一侧	• 语言温和、坚定,给患者以鼓励和安慰,缓解其恐惧不安的情绪 • 动作轻柔 • 防止分泌物造成呛咳

续表

操作步骤与操作过程		要点说明与注意事项
2. 对症处理	◆心跳骤停：行心肺复苏术 ◆呼吸不畅：颈部无骨折可将头偏向一侧，用毛巾或手帕清理呕吐物、血液，防止窒息；颈部骨折应保持制动 ◆脑损伤：查看损伤部位、出血情况，若出血量多可用干净毛巾、消毒纱布等压迫止血，不要轻易转换头部姿势，防止造成脑疝 ◆骨折：在不移动患者的前提下按照流程就地固定处理 ◆其他外伤：外伤、出血，应立即止血、包扎。有抽搐者，应移至平整软地面或身体下垫软物，防止碰、擦伤，必要时牙间垫较硬物，防止咬舌	●按照流程快速、正确地进行心肺复苏 ●动作轻柔，防止损伤头部和口腔黏膜 ●及时止血，防止出血量多造成血压降低、头晕等症状 ●就地固定，固定牢固 ●不要强行按压抽搐肢体，防止肌肉、骨骼损伤
3. 安置患者	◆协助患者舒适卧位，并安慰患者	●安置患者于合适的体位，以促进舒适，减轻恐惧
4. 病情观察	◆密切观察患者病情变化	●不可离开患者，以免病情突然变化
5. 整理记录	◆整理用物，洗手，记录时间	●用物初步分类处理
6. 协助转运	◆协助医务人员进行转运	●按照流程转运

五、评价

1. 具有较强的安全意识，且未对患者造成任何二次损伤。
2. 各项对症处理操作熟练，动作、手法到位，充分体现专业素质。
3. 救护过程体现了安全意识和爱伤观念。

> **知识拓展**
>
> ### 《老年人跌倒干预技术指南》
>
> 老年人跌倒的发生，并不像一般人认为的是一种意外，而是存在潜在的危险，因此老年人跌倒完全是可以预防和控制的。积极地开展老年人跌倒的干预，将有助于降低老年人跌倒的发生，减轻老年人跌倒所致伤害的严重程度。因此原国家卫生部于2011年9月6日公布《老年人跌倒干预技术指南》。本指南从公共卫生角度总结了国内外老年人跌倒预防控制的证据和经验，提出了干预措施和方法，以期对从事老年人跌倒预防工作的人员和部门提供技术支持，有效降低老年人跌倒的发生。关爱老年人，就是关爱明天的自己。

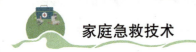

任务评价

跌倒救护任务评价见表3-26。

表3-26　跌倒救护任务评价

项目	评价标准
知识掌握	说出跌倒的常见原因（6分） 说出跌倒的临床表现（5分） 说出跌倒的体位种类（3分） 说出老年人跌倒的危害（5分） 说出跌倒时如何判断患者情况（5分） 回答熟练、全面、正确
操作能力	能迅速判断跌倒体位（5分） 能正确分析患者跌倒后的情况（15分） 能正确进行止血操作（5分） 能正确实施包扎（5分） 对骨折情况能正确固定（10分） 能正确协助转运（6分） 能正确、全面地观察病情（4分） 操作要娴熟、正确、到位
人文素养	反应快速准确，保障安全（5分） 判断病情快速准确，防止二次伤害（5分） 抢救工作忙而不乱，有条不紊，头脑要清晰（5分） 有爱伤观念，不因抢救而粗暴操作（6分） 抢救成功，第一时间安慰患者（5分）
总分（100分）	

同步测试

1. 跌倒的临床表现有（　　）。

   A. 骨折　　　　　　B. 外伤　　　　　　C. 软组织擦伤

   D. 出血　　　　　　E. 以上都是

2. 以下不是跌倒发生常见因素的是（　　）。

   A. 跌倒史　　　　　B. 年龄因素　　　　C. 疾病因素

   D. 运动状态改变　　E. 饮食

3. 跌倒最常发生的人群是（　　）。

A. 儿童　　　　　B. 成年人　　　　　C. 幼儿

D. 65 岁以上的老年人　E. 患者

4. 跌倒后的正确处理是（　　）。

A. 立即扶起患者

B. 剧烈摇动呼喊患者

C. 不管什么情况等医务人员到来再处理

D. 心搏骤停者紧急行心肺复苏

E. 患者抽搐，用力按住

5. 跌倒后最先应该处理的是（　　）。

A. 意识丧失　　　B. 皮肤出血　　　C. 骨折

D. 窒息　　　　　E. 头部外伤

同步测试参考答案

参考文献

[1] 张波, 桂莉. 急危重症护理学 [M]. 4版. 北京：人民卫生出版社, 2017.

[2] 胡爱招, 王明弘. 急危重症护理学 [M]. 4版. 北京：人民卫生出版社, 2018.

[3] 王丽华. 急危重症护理技能实训 [M]. 3版. 北京：科学出版社, 2015.

[4] 刘大为. 实用重症医学 [M]. 2版. 北京：人民卫生出版社, 2017.

[5] 邓辉. 急危重症护理 [M]. 2版. 北京：中国中医药出版社, 2018.

[6] 李延玲. 急危重症护理技术 [M]. 北京：中国中医药出版社, 2018.

[7] 李丽, 虞玲丽. 急危重症护理查房 [M]. 2版. 北京：化学工业出版社, 2020.

[8] 胡爱招, 胡颖辉. 急危重症护理 [M]. 北京：高等教育出版社, 2021.

[9] 李超乾. 自救互救简明技术 [M]. 北京：人民卫生出版社, 2020.

[10] 林峰. 急救护理技术 [M]. 北京：高等教育出版社, 2016.

[11] 姚建佳. 图解现代家庭急救小常识 [M]. 北京：华龄出版社, 2014.

[12] 胡维勤. 看图学老年人家庭急救 [M]. 哈尔滨：黑龙江科学技术出版社, 2018.

[13] 刘祥平, 杜亚明. 家庭急救知识 [M]. 北京：人民卫生出版社, 2018.

[14] 贾大成. 家庭必备应急救护手册 [M]. 北京：中国科学技术出版社, 2020.

[15] 郎宇璜, 谢娟. 图解家庭急救 [M]. 上海：上海科学技术文献出版社, 2013.

[16] 马秀芬. 内科护理 [M]. 北京：人民卫生出版社, 2016.